庫

私の「本の世界」

中井久夫コレクション

中井久夫

筑摩書房

目次

Ⅲ 本と仕事の周辺

私の「本の世界」

I　ヴァレリーについて

ポール・ヴァレリーと青年期危機

1

二〇世紀でもっともポピュラーとはいえないが確実に最大のフランス詩人であるポール・ヴァレリーの青年期危機は自己記述によってもかなり明らかである。

彼は、対プロシャ戦争におけるフランスのあっけない敗戦の翌年の一八七一年一〇月三〇日に南仏の港町セットで生まれ、第二次大戦でドイツが降伏した後の一九四五年七月二〇日に胃癌でパリに逝去した。七三歳であった。

彼は一〇代後半に少年詩人として、当時の「詩王」ステファヌ・マラルメの愛顧を得たが、二〇代前半から詩作を廃して二〇年前後の「大沈黙」(グラン・シランス)に入り、高等数学を専らとして精神の鍛錬に努めたという伝説と、その後の一〇年間の詩作の美と精緻でありながらさまざまな哲学的解釈を下しうる構造とによって、二〇世紀前半の世界において特別の評価を受け、日本でも畏敬の念を以て語られていた。

大正時代、晩年の芥川がすでに読んでいたことが彼の全集でわかるが、昭和初期には詩と散文集『ヴァリエテ』の翻訳が始まり、筑摩書房が創立最初の出版に選んだのは彼の全集であった。それは戦時中の知的飢餓の中で、難解ゆえに検閲を通ったといわれ、何万部かが青年たちによって読まれた。戦勢の逼迫によって中絶した全集は占領下に再開され、これまた中絶するが、当時入手可能な断簡零墨までを収載した第三次全集はついに完成し、二三歳の時から書かれはじめて死の直前まで止むことのなかった二万数千ページの『カイエ』(ノート)も、主題別に整理された形のものの邦訳が出版された。

しかし、冷戦期には本国でもわが国でも、実存主義、ついで構造主義者の隆盛によって覆い隠され、一部研究者による研究が進む一方、一般読者からは遠い存在になっていった。戦後には、研究者も読者も、その数はプルーストよりも一桁以上少ないであろう。冷戦後、自由検討の立場に立つ彼の再評価の徴候がみられるが、なお不確定要素が大きい。

冷戦期にも彼を読みつづけてきた私は、盛年期の詩集『若きパルク/魅惑』の訳と我流の注釈を一九九五年に出版した。それはたまたまその死後五〇周年を記念することになった。もっとも、それは季節外れの出版であった。研究の対象は独学の探求者としての彼の営みと、その、『カイエ』を初めとするノート、書簡類などの産物に移行していたのである。専門家によるわが国の研究の水準は高く、その後の私はその方々の仕事に導かれつつ、彼の人格形成期(formative years)を少し調べはじめた。彼は深刻な青年期危機を通過しており、今回、特別企画の編者である斎藤環氏の依頼に応えて、その一端をここに記すこととなった。多くの資料、特に『カイエ』の記事と書簡集にもとづく根拠はあるが、それを一々提示することは紙幅からしても不可能である。私がヴァレリー専門家の域に達することは不可能であり、私の役は「この辺に魚影が濃いのではないか」といえば足りるのではないだろうか。精神科医あるいは心理学者のヴァレリー研究はユング派らしい人による数十年前の一冊しか私は知らない。

彼には、実際、一八九一年から九六年（二〇歳から二五歳）にかけて特に危機的な時期があった。この時期の後、短期間の陸軍省文官を経て、フランス最大の通信社アヴァスの老オーナーの個人秘書をその逝去まで二二年つとめた。雇主は次第に寝たきりになり、また、二九歳の年に結婚した夫人も病気がちであって、五〇歳までの彼は介護人生の観がある。この時期を伝説的「大沈黙」と呼ぶのは必ずしも適切でないが、彼を覚えていたのは友人たちだけであった。その勧めにより、第一次大戦の重圧下に家族を疎開させた孤独の中で制作した五一二行の長詩『若きパルク』、続く詩集『魅惑』によって一躍国の内外に知られ、両大戦間期にはフランスを公式に代表する知識人をつとめ、ドイツ占領下ではフランスに留まったがナチスへの協力を拒絶し、解放後間もない死はドゴールによって国葬の礼を以て遇せられた。

彼の誕生の地南西フランスのセットは地中海に面し、その南西部海岸の陸繋島《りくけいとう》に作られた人口三万余の小さな港町である。長い歴史のある港の多い地中海では珍しく近世の築港である。大西洋と地中海とを繋ぐ運河の地中海側入口として知られたが、彼が生まれたころには運河も最盛期を過ぎていた。しかし、ヴァレリーは「生まれたいところに生まれた」といい、その空と海と港の活動とを愛した。フランス地中海艦隊が時々入港して、彼は海軍士官に憧れたが、数学の不出来とおそらく身長の不足のために早く断念した。

父親は港の税関吏でコルシカ島の人、母親は港のイタリア領事の娘である。家族内の言語はイタリア語であった。八歳上の兄は出来がよく、早く世を去った父に代わって一家を担い、弟ポールの父親役をつとめつつ、若くして卒業校のモンペリエ大学法学部教授となり、後に法学部長をつとめた。イタリアの大詩人ペトラルカの研究家でもある。教授資格試験までの過程はポールの危機と時を同じくする。母親の心配の種はポールのほうだったが、学部長の兄とアカデミー・フランセーズの弟が並んで礼服を着用した写真が示すように、兄弟間の対抗意識はめでたい形に終わり、特にポールは母が一九二七年に九六歳で逝去するまで母子の仲は非常によかった。

2

一三歳の彼が海軍を諦めて詩を書き出した年、一家は光輝く地中海に開かれた港街を離れて内陸部のモンペリエに移住し、彼は転校した。兄はすでに当地の大学の法学部学生であった。静かな古都で、大学はフランス最古、その植物園と美術館は彼をひきつけた。初期の詩の母胎である。それはしばしば糸杉や修道僧が登場する暗く繊細なものである。

翌々年、彼が一五歳の時に父が死亡し、兄が親権を持つようになる。一七歳の彼は辛うじて二次試験に合格してモンペリエ大学法学部学生となる。

彼の若い時の一家は近代的な家族というよりも「偉大な母親」を中心とするイタリア的大家族の一部であった。実家は北イタリアの港市ジェノアの旧家である。ヴァレリーの青年期危機に当たっては、招いて手厚くもてなし、一族のいるロンドンに転地休養させてもいる。父親の影は薄く、詩人とコルシカの父親の実家の一族がおたがいに知り合うのは彼が有名人になってからであるが、それなりに地元では名のある部族であった。父の影は、同郷人ナポレオン評価にある。五〇歳を過ぎた彼が「コルシカの伝統に従って」短刀を呑んで女性に会いに行くところにも現れている。

さしあたり、一八歳の夏、詩が初めて地方雑誌に載る。兄の斡旋であった。

しかし、それはデビューとはならず、その年の暮れには、在学中の身でモンペリエの歩兵連隊に入隊させられる。一年志願兵であった。日本でも二・二六事件で廃止されるまで、国債を購入して得るこの特権的コースがあった。訓練もゆるいようで、読書、執筆、外出もかなり認められるが、兵役はやはり兵役であり、彼は不眠に悩む。兵役と定期試験とが法学部学生時代のヴァレリーを悩ませつづける。

兵役期間にはむしろ詩の創作数が増大する。そして、兵舎からの外出によって訪れたモンペリエ大学六百年祭で青年作家のピエール・ルイスと会う。ルイスは巧みな文学的助産婦というべき人で、ヴァレリーに師ステファヌ・マラルメの詩を教え、パリに帰京してマラルメと友人のアンドレ・ジッドにヴァレリーを推薦する。ヴァレリーが思い切って出した手紙に対してマラルメは好意あふれる返事を寄越す。ジッドはモンペリエにヴァレリーを訪問し、やがてルイスを含めて三人は熱烈な手紙を交わすようになる。こうして彼は一気に中央文壇に繋がる。

彼はパリに出て、マラルメに会う。晩年のマラルメは心やさしくなっていて、彼を息子のように可愛がり、彼の詩を大いに評価する。田舎出の青年には目のくらむような話である。殊に彼の住む南フランス・プロヴァンス地方は中世以来の被差別地域であって、彼は後にアカデミー・フランセーズ会員に選ばれるがこの地方出身者としては非常に稀な例であった。

いきなりの高い評価に彼は喜んだにちがいないが、周囲をみわたせば詩で生計を立てている人がいるわけではない。マラルメは長く英語の教師を務めた恩給生活者であり、ジッドとルイスに至っては、生涯就職する必要のない裕福な人であった。下級中産階級出身の彼はそうはゆかない。この時期にも、彼は死体検案所で働いたり、解剖学研究者の助手を務めており、後にも家族の起きぬ間に食堂で仕事をしている。晩年まで貧しさは彼の強迫観念であり、文壇の噂の種でもあった。

しかし、にわかに拡大した知的視界によって、少年時代すでに興味を持っていた建築に加え、文学と並んで、数学、物理に没頭するようになる。彼は数学的頭脳の持ち主ではなかったが直観的な理解のセンスを持っており、それを普遍的に適用して、非常に広大な知的視野を持つようになった。しかし、この時期の常として、それを明晰に言語化しようとすると絶望に陥った。また、それは生計と結びつきようがないのであった。こうして、彼は、後世のわれわれが「自己同一性拡散」というものに陥る。

三〇年後の彼は、二〇歳のおのれを回顧してこう述べている。

「私は二〇歳であった。私は思考の力を信じていた。私は奇妙な形で、生きるべきか生きざるべきかに悩んでいた。私は時に自己の中に無限の力を感じたが力は具体的問題の前で萎え、私は実務能力の低さに絶望した。私は陰鬱で軽薄、外見は安易、底は頑固、軽蔑に極端、崇拝に絶対、印象を受けるのは容易、説得されるのは不可であった。私は自己を訪れる若干の観念に確信を抱いた。私は、この観念がそれを生んだ私の生と一致するのを、その観念の普遍的価値の確実な印ととった。私の精神にかくも確実に映ることがそれを不壊のものとみせた。欲望の所産は常にきわめて明晰である。

私はこれら観念の影たちをわが国家機密とした。その奇妙さを恥じ、愚劣無内容であることを怖れたが、それらが愚劣であって同時に愚劣でないことがわかっていた。それらの観念自体は空虚なのに、私の密かな確信からくる霊力によって強力であった。その脆弱性という秘密を守ろうとする執念が一種の活力となり、私に充満した。

私はすでに詩作を廃絶し、もはやほとんど読まなかった。詩と小説は個別的応用、半無意識的混合物であり、それは、高貴な秘密のごく一部分にすぎないと思えた。それらの秘密を私はいつか発見すると信じたが、この信念は、そういうものが必ず存在しなければならないという確信だけがたのみだった。この確信は疑問を寄せつけないものだった。哲学者はほんの僅か読んだだけであったが、この僅かな読書にもとづいて、私を苛んでいた難問の何一つにも彼らが答えないのに苛立った。彼らは退屈なばかりで、まことの力を伝えてくる感じは全然なかった。(中略)以前、多少神秘主義者をも覗いたが、そこでの発見はもっぱらおのれが持ち込んだものの再発見だから、何のことはなかった。(中略)

陰気な教師の下での勉強が「科学は面白くない」と思わせた。科学の果実は有用であろうが、葉は刺だらけ、樹皮は恐ろしく粗い。数学はあっけらかんとした退屈なもので、私の天分と相渉るところがなかった。

文学は、その観念の、厳密性と一貫性と必然性との欠如が、私をしばしばいきどおらせた。文学の対象はしばしばくだらない些末事である。……」(ポーの『ユリイカ』を主題に、一九二二年)

これは端的に「眼高手低」というものである。彼は自己の底に無限の力を感じるのだが、それは現実の前では無に等しい。自己の力を証明してみせることができず、それどころか、拠って立つ基本的観念は自己には自明なのだが、人前でそれを言葉で表現することができない。外観が颯爽として愛想がよくみえても、内実はどんよりとしてかたくなである。結局、安易であるとして、実行を拒絶し、文学、哲学、科学の駄目さ加減のせいにする。これは斎藤環氏によればひきこもりの入口に立った青年の多くの思いであるという。

彼の作品でもっともポピュラーな「海辺の墓地」という長詩がある。一行一〇音、一節六行、全二四節、音吐朗々たる詩である。詩人は真昼の海とそれに向かい合う墓地とにうたいかけ、生と死、精神と物質、宇宙と自己が登場する。さまざまな哲学的解釈がなされてきたが、彼の詩の多くと同じく、詩の創作過程をよんだものとも、エロス的過程をうたったものとも読めるようにつくられている。第三の読みは精神的危機とその打開である。長い懐疑と思索が行き詰まり、それが理外の理によってにわかに打開され、行為に終わるところも彼の詩の多くに同じである。

その第二一節は、打開の直前の節であるが、「残酷なゼノン、ゼノン、エレアのゼノン」で始まる。この一節は、この詩全体の中で最初に生まれた天与の詩句である。ゼノンの逆理は周知のごとく運動の不可能性を「証明」するものであり、この節はそれをさまざまな言い方で述べて、「大股のアキレスの金縛り！」で終わる。私見によれば、これは、彼の青年期の眼高手低の記憶のみごとな再生である。若き日の彼は「駿足のはずのアキレスの金縛り状態」にあった。

3

この青年期危機の叙述に欠けているものがあるとすれば、それはエロスとの直面である。すでに予感はあった。しかし、実際の出会いは困惑を招く不意打ちであった。それは一八九一年七月にモンペリエの路上で彼を襲った。彼は二〇歳に近づいていた。彼女は一九歳上の貴婦人であった。この思いは生涯にわたって続き、身体の傷は何カ月かで癒えるのに心の傷は何十年経っても疼くと晩年の彼は嘆いている。博識な現代は約一〇年前、ついに彼女の本名と素性とを明らかにし、写真を発見して、われわれはヴァレリー以上に彼女のことを知るようになった。彼女はマリー゠ガブリエル・シルヴィー・ドゥ・ロヴィラ・ドゥ・ロックヴェール男爵夫人、通称マダム・ドゥ・ロヴィラ、カタロニア人である。このモンペリエの下級貴族未亡人は教会通いもし、少しは火遊びもするごく普通の女性だが、具体的な内容の乏しさがかえって彼の思慕を募らせた。彼はとりわけ彼女のうなじの美しさにひかれた。教会の中での後ろ姿をみつめている彼が目にみえるようである。夫人は彼のことを全然気づいていなかった。彼は話しかけることはおろか、恋文さえ引き出しの中に溜めて一通も出していない。

リルケならば「予め失われた恋」というだろう。実現に向かって一歩を踏み出すのをためらっているからである。「成就不可能を設定された恋」はなるほど永続する。しかし、それはモラトリアムを生み出す生の狡智でもある。彼を捉えて終生離さなかったのは、その皮一枚下にあった青年期危機の苦痛な記憶であって、ロヴィラ夫人はその代表象であるとみることができる。

4

一八九一年、すなわち二〇歳の時に彼を襲った危機は何によるものであったか。一つはこの無内容な片思いであり、もう一つはジッド、ルイス、特にジッドとの際どい友情である。そこでは、文学的ライヴァルとしての丁々発止のやりとりと、熱っぽい同性愛的接近とが同時的に並行して進行している。後者はためらいつつ前進して、ある一夜を契機に、前者に道を譲り、激しいパンチの応酬によって特にヴァレリーのほうの精神状態を悪化させた。

始まりは穏やかな文学青年のやりとりであった。しかし、一八九一年三月、二歳年少のヴァレリーが長詩「ナルシス語る」を同人誌『コンク』（法螺貝）に発表して絶賛を浴び、同時に掲載されたジッドの作品はそれほどの評価を受けなかった。以後、ジッドはヴァレリーの詩を目立たぬ形でけなしはじめ、他方、ひそかに「ナルシス論」を企画する。主に年長者ジッドの側のライバル意識である。

しかし、同じ三月から往復書簡は次第に愛情表現が多くなる。始まりはヴァレリーからで、二〇歳に満たぬヴァレリーはジッドに無邪気な憧れを抱いたようであり、ジッドが執筆中であることを宣伝している『アンドレ・ワルテルの手記』の原稿を読ませてもらえなかったことにすねてみせたりしている。ジッドもこれに応えて、「貴君を大好きだ」「パリに来てくれたらと思うのは……そばにいてもらいたいからだ」と書き送っている。

二人はパリのホテルで会い、ジッドが詩を朗読し、ヴァレリーはそれを聴く。一八九一年三月一一日のヴァレリーの手紙は、その思い出を感傷的に記して、ほとんど恋文である。これにジッドは一〇日おいて返事する。それは、すでに同性愛の経験者である年長のジッドが、親密になるとはどういうことかを示唆して、おぼこのヴァレリーに「われに触るるなかれ」と警告する手紙である。「君自身、それをどこまで知っているのですか。……それで何時身をまかせるのですか……その後は?……友情はしばしば恋情か、超敏感な、いわば秘教のような合一に変るのです」。

以後しばらく、往復書簡は、相手が逃げ腰になれば追い、追えば及び腰になる。しかし、逃げる際にも気を引く一句を残して文通は続き、五月からは次第に一途な恋文の熱を帯びる。今度はジッドの側からの熱烈な友情希求であり、ヴァレリーは多少困惑しながらゆるやかにそれを受け容れてゆく。

しかし、この時期のジッドの『日記』はほとんどヴァレリーに触れず、マルセル・ドルゥアンという少年を至上の対象として熱愛していることを記している。いっぽう、ヴァレリーは、定期試験の重圧に加えて、家庭に「ちょいとしたごたごた」があって、疲れ果てて臭化物（当時の睡眠剤）で僅かに眠るが「脳髄が四方に拡がり、まるでちりぢりになったよう」だと書いている。この時期の文通がどこかかみ合っていないのは、双方のこの事情のためであろう。

ドルゥアンの名は、少年が高等師範学校に一番で合格したという八月一日の記事を以てジッドの日記から消滅する。まさにそれと交替に、七月三一日からジッドの手紙は「テュトワイエ」となる。これは vous（貴方、貴君）をやめて tu（きみ、おまえ）で呼び合うことで、間柄の根本的変化である。ジッドは「おお、ぼくの優しいアンブロワーズ（ヴァレリーのこと）、君（tu）はぼくのことを一体どう思うだろう。……ああ、きみの手をとって、共に光の山へ向かって歩いてゆけたら。君が愛してくれるなら、愛の内に君の求めているものを教えて下さい」と書く。ヴァレリーは七日後に同じくテュトワイエで応えるが、「親愛なる盲目の人よ」で始まり、「「僕が愛の中に求めて*い*る*もの*ですって？」それは僕自身です」と逃げを打とうとする。次いで、ヴァレリーは、ジッドに（婚約者である従姉の）「E（エマニュエル）の傍にとどまるべきです」とも書く。この婚約は長く、四年にわたり、同性愛の隠蔽に役立った。二人は一八九五年に結婚するが、生涯、性の交わりはなかった。

ヴァレリーは迷い、ジッドの攻勢は次第に募った。他方、ジッドは、自分が一人では満足しない売春婦的な人間であることを公言し、予防線を張る。これに対してヴァレリーは「僕の身体はもっとも美しくない夢です」と書き、またR（ロヴィラ）夫人への片思いを公開している。この時期は躊躇しつつ出会いを求めるヴァレリーの精神的混乱と、これに反して余裕を以て時には相手をもてあそぶジッドの技巧とが対照的である。

ジッドの手紙はヴァレリーを惑乱させてゆく。ヴァレリーは一〇月五日に、ジッドの何かの噂を聞いて「嫉妬に狂う……貴兄（vous）は根っからの娼婦だ」と書き送るが、ジッドは即座に返事して「ぼくがそうならざるを得ないことはわかっているではないか」と居直る。ヴァレリーが兄の教授資格試験（公開である）に立ち会うために母とパリに上る日が近づいており、二人は会おう、会いたいという手紙を交わしている。ヴァレリーはジッドを独占できないことを見せつけられつつ、断念しきれない。

一〇月一五日、ジッドは上京しているヴァレリーの定宿に、葉書で「明日土曜日に上京するから（午後）四時半から五時までオデオン座のアーケード下をぶらつくこと。私はそこにいる」とデートの時と場所を指定する。おそらく同性愛者のためのホテルをジッドは知っていて、この日に二人はそこに泊まったとみられる。

以後、二人の文通はしばらく途絶える。

5

奇妙なことに、一二日後に送った書簡でヴァレリーは打って変わって穏やかとなり、余裕はヴァレリーに移ったかにみえる。逆にジッドの手紙は混乱して、苦しい弁明となる。「存在感 sens de la présence で十分ではないだろうか。相手がそこにいるということ、誰か他者がいるということを知っていることで。ぼくは人が〈アムール（セックス）をする faire l'amour〉ように〈アミティエ（友情）faire amitié〉をしたかったんだ。滑稽だろ。僕が〈セックスをしたく〉ないから、ああなったんだ」とジッドは書いている。

その一夜に何が起こったのだろうか。何ゆえの弁明だろうか。おそらくジッドはリードに失敗し、ことは不首尾に終わったのである。それゆえ、二人は並んで横たわり、まんじりともせずに一夜を明かしたのであろう。三〇年後のヴァレリーは長詩「ナルシス断章Ⅱ」において「……同じ夜を泣き明かして瞑った眼が入り交じる、／同じすすり泣きに組んだ腕が／いつでも愛に溶けようとする同じ心一つを締めつける……」と、ジッドの手紙の弁明と同じく不定法で書いている。これはパリの一夜の記憶が下敷きになっているのではないか。

「ナルシス断章Ⅱ」の少し前の詩句は、男女の性愛をこれでもか、これでもかとおとしめるものである。それは男性の暴力に始まり、女性の同意に移るが、合一は錯覚で、思い出は苦く、記憶は墓場となり、「殺すか愛撫か」の二者択一が脳裡を駆けめぐるという。実在感に乏しい、絵に描いたような性愛描写といえるかもしれない。ナルシスはおのれしか愛しえないが、先の詩句は「何と！　ニンフごときがわれらの魅惑を二つにわかつ！……敢えて危うきを選べば、われらが危うさのいかに甘美なる！」で始まる。それはおのれの水影への愛のように書かれているが、そうであるなら、水影は砕けてすべては終わるはずである。

ジッドはなぜ不首尾に終わったか。ジッドは性愛の相手が自分より劣った者でなければならないようだ。老いたるジッドは植民地の少年をなりふりかまわず追いかけている。男女を問わない。崇拝する従姉を妻にして手を触れず、さしたる程でない女性に子を生ませている。ジッドはすでにヴァレリーに一目置いていたのではないだろうか。

もっとも、五月以来、ジッドは、危うい友情と並んで挑戦的に「ナルシス論」を執筆していた。弁明書簡はこの完成をも告げている。最後の仕上げはあの一夜の後、ブルターニュの城館に独り籠もって行われた。以後の二人の書簡は文学の平面を遠く離れることはない。

「ナルシス論」は一八九一年一二月に刊行されたが、今日読む者はまずいない。明らかにヴァレリーに及ばず、大の文学的目利きであるジッドには、自分でそのことがよくわかっていたにちがいない。以後のヴァレリーはジッドの仕事を全然認めなかったという。しかも、ジッドはそのことを受け入れ、生涯、ヴァレリーの前では自分は無に等しいと言い回り、まめにヴァレリーの世話を焼いた。

ジッドは従姉とヴァレリーをなぜ必要としたのか。ジッドには自分がかなわないと思う人間が身近にいることが必要だったと私は思う。それは彼が誇大妄想的になって破滅するのを防いだ。ヴァレリーへの手紙で「相場師」と自分を呼んでいる。実際、彼はいく山も当てた文学の相場師だった。しかし、彼を苦しめ、かつ生かしもしたプロテスタンティズムは、彼を超える純粋な存在に一目置かせつづけたと私は思う。最晩年のジッドはヴァレリーにノーベル賞をと運動する。

6

ジッドは結局詩作を断念して大散文家になるが、さしあたり、以後のジッドの書簡は饒舌になり、隠れた毒を帯びる。この時期のジッド―ヴァレリー往復書簡は、もし紙幅があり、私にスポーツ解説者の才能があれば逐条解説できるだろうほど、一行一行が知的ボクシングの一挙一動である。ヴァレリーも多少はジャブを繰り出してはいるが、巧みな作戦はジッドのものであり、ヴァレリーは次第に防戦一方となってゆく。ジッドはヴァレリーに賛辞を送るがその中に致命的な刺し針があり、友情を強調するがそれが相手を追い詰める布石となっている。それはまさに相手を金縛りにする「二重拘束」というべく、すでにかなり悪化していたヴァレリーの精神状態をさらに悪化させただろう。ジッドが冷やかしを籠《こ》めて「神聖な大詩人」と呼べば、ヴァレリーは「今後は僕を大にせよ小にせよ詩人とはよんでくれないように。……その他の資格も御免です。……ある男がこの世に完璧な友を求めて、次々といろいろな人間と関係を結ぶ。それで最後には、ある日、自分と顔をつきあわせるに至り、自分自身を識る。すると――。さよなら」と書き送り、以後、次第に自己否定に陥る。

この折りジッドはモンペリエに彼を訪問すると予告する。これに対するヴァレリーの書簡は混乱したもので「感傷とポルノは双子だ。どちらも僕は大きらいだ。しかしそのスペクトルが美しいということもある、いやそれは常に美しい。ここでスペクトルというのは、花を撓め、星を鏤め、海に波の律動を与える、目にみえぬ存在のことだ」とコントロールを離れた自由連想となる。しかもジッドは、行く、行くと書きつづけ、ついにヴァレリーは一八九二年一月五日に「来たまえ！……流れ出られぬままに水のたまった死の海のそれにも似た苦い心に嫌悪を感じないのだったら。君に言うべき不純なことが山ほどあるんだ、君に語るべき死の冷たさ、氷に閉ざされた湖の沈黙が。恐らくは？」と書き送って以後沈黙するが、ジッドはそれでもやってきて、一八九二年一月一八日から八日間滞在し、毎日ヴァレリーと会う。ジッドの叔父はモンペリエ大学法学部教授であった。ヴァレリーがジッドを断り切れなかったのには、同じ大学の教授候補である兄を慮ってということもあるだろう。

老年のジッドが、誘いを断った宿泊先の少年をいかに邪悪な子かと書き立てていたことを思い合わせる。ジッドにはそういう怖さがある。ヴァレリーは事態を甘くみていた。ジッドへの甘えゆえであろうか。ジッドは鈍感というより強引であり、時にサディスティックな感すらある。

ジッドとの八日間にヴァレリーの精神健康はさらに悪化する。ジッドは法学部の試験間近なヴァレリーに「(文学の)仕事をしていないのではないか」「素晴らしいものを作らなくてはいけない。本当にこれは義務なのだから」と追い打ちをかける。ヴァレリーはポーの『ユリイカ』、ランボーの『イリュミナシオン』を読み、ワグナーの「神々のたそがれ」を聴き、瞑想をするなどの立て直し努力を重ねるがはかない。

日付のない四月末の手紙でヴァレリーはついにノックダウンされたことを告げている。さらに、「常軌を逸したことをしでかし」そうだとか、「たっぷり二時間というもの、僕は光明に満ちていた。純粋に精神的な海があっただけなのだが、空が揺れ動き、キラキラと断続的に光りながら、(ルーヴルにある)聖なる「サモトラケの勝利の女神」が近づいてくる。大理石の船に載っているのだが、それをこの上なく透明な波が揺すり上げている」と書く。これは少なくとも、超覚醒状態における幻想世界で、彼自身「超明晰な夢遊病」の前駆症状であると言っている。「(意識)明晰な夢遊病」とは、一八―一九世紀フランスの磁気術師の用語であって意識明晰な錯乱を指している。

ここで、ロヴィラ夫人が変身して登場する。彼女はメドゥサと呼ばれ、実際、その姿をとる。日本の研究者・清水徹氏がパリ国立図書館所蔵の「R夫人関連資料」調査の結果、明らかになったことである。「ほれぼれする輪郭線を描く壺さながらの黒い上半身と蛇のような項をもって。……どうして彼女はほれぼれするメドゥサのような顔をこちらに向けるのだろう」(「ナルシスの出発——初期のヴァレリーの想像的世界」)とあって彼は「このぼくと知り合いになろうと思っているのではないか」と思い込みそうになる。実際、彼女は積極的な「妨害」を始める。せっかくの詩を途中で破壊するなどの邪魔をする。結婚の前提として法学の試験勉強をやらせようとするのだと彼は憶測する。彼の精神は危うい。

女性の視線が人を石に化するとは、視線を感じて緊張の余り身体が凍りつくことであり、彼女による妨害は、彼女への思いのゆえに思考や執筆がとどこおることであろう。しかし、ここで「私」の能動性の感覚がなくなり、主体は他者と観念され、この他者は圧倒的に優位な悪意を以て「私」をふりまわす怪物となる。

「僕はきわめて冷静に二回か、三回、自殺しかかった」と彼はジッドに告白するが、ジッドはそれには触れず、相変わらず、きみを一時間想っていたとか、きみと一緒にいられたらなあ、と書きつつ、自作の詩を送って寄越す。ヴァレリーは「死への幻想」を語りつつ、「数学の奇妙な一理論を空想する」と記す。

一八九二年七月一二日、ジッドの書簡は「マラルメが君の詩を送ってよこした。マラルメは君の詩を批判したが、批判する以上、評価しているにちがいない。ぼくの知らなかったいくつかはぼくを感激させた。いくつかは格段によくないが、他の場合の君と比較してのことだ。読みながらぼくはそれを出版したらと夢想したが、マラルメは、その後ぼくが会った時に、出版が望ましいと考えていないようにみえる」と告げる。月末には法学部の試験が待っている時である。ここでヴァレリーは爆発する。ジッド宛の翌日書簡である。「ルイスもおまえも汚いユダ公だ。ルイスは腹黒くも遠く離れているのを隠れ蓑にして、俺のとりとめもない錬金術をマラルメに見せやがった。おまえのほうがなお悪い。先生の純粋かつ貴重な冷評を一字一句正確に復唱しないとは。ルイスは黙秘。貴様は言いさしだ。どちらを殺してくれよう。本気だぞ。貴様が憎い。キヨと親しかったら、貴様に毒を盛らせたい。言えよ、ひどい言葉でもためらわずに俺に言えよ。……貴様を信用しているからさあ」。ルイスはヴァレリーに無断でその詩稿をマラルメに見せたのであり、モーリス・キヨ青年は当時ジッドの愛人であった。

ジッドの返事は「マラルメは「月の感情」を持ち合わせていないとぼくに小声で打ち明けた（ヴァレリーの「ナルシス語る」では月が欠かせない役割である——筆者）。彼（マラルメ）が君の詩について言ったことは次のとおり——毒を盛らないでくれよ——「時に彼が示す知識と技量には驚いているが、安易な詩句をあちこちに放ったらかしている」。

ぼくはこのコメントに驚いた。そういう次第」とあり、さらにキヨと二人で淫蕩になった話を付け加えている。

ヴァレリーにはマラルメは師匠であるだけでなく、父親だった。実際、後になるが、令嬢をめあわせてくれることを夢想し、最後の作品「骰子一擲《とうしいってき》」の校正刷をみせてもらっていたく感激し、その一八九八年の死に際しては身も世もあらず泣き崩れる。ジッドは思わせぶりな言い回しで、さらに自分を免責する表現を付け加えつつ、この告げ口によって致命的な一撃をヴァレリーに与えたと私は思う。続くヴァレリーの手紙にはこのことへのこだわりが余響のように続く。

7

法学部の試験には合格した。イタリア旅行が近づくと、彼の手紙にはまとまりが戻る。一八九二年九月一四日、ヴァレリーは家族とともに母の故郷ジェノアに向かって出帆する。ジッドとの一夜は前年の一〇月一六日であり、九月はそれに至る直線コースに入った時期であって、その一周年である。ちなみに二八年後の一九二〇年、全く同じ九月一四日、五〇歳に近いヴァレリーは、その年の六月に知り合ったカトリーヌ・ポッジと共にその別荘に向かって旅立つ。暗合というにはあまりな日付の一致である。

ジェノアの母の実家は「イタリア式大歓迎」で彼を迎えた。祝宴、船を連ねての舞踏会、毎日のご馳走攻め、美術館見学、バレエ鑑賞、と余りのことに彼は一息つくべく路地に入り込み、庭園に行き、清水の流れを追う。

この豪奢な「外向性の驟雨」を受けている中で、彼は、一〇月四日から五日にかけての嵐の夜、奇妙な体験をする。彼が生涯の大事件とする「ジェノアの危機」である。しかし、家族、一族と共にいる「守られた中での体験」である。だから「語りうる体験」となっているのであろう。

令嬢アガートは、父が語ったとして「怖ろしい夜が私の寝台の上を通過した。いたるところで雷、風雨。稲光のたびに私の部屋はまばゆく輝いた……私の運命全体が私の頭の中で明滅した。私は私と私の間で板挟みになった」と記しているが、この危機の内実がどういうものであったかは、彼の書いているところからは必ずしも明らかではない。後にポッジとの恋の道行きと並べて、「おのれを歴史的に眺めるならば、私の秘められた人生には途方もない事件が二つある。一八九二年のクーデタと、一九二〇年の巨大、無際限、通分不能なことである。九二年、私はそれまでの私に雷電を下した。二八年後、それは私の上に落下してきた——、きみのくちびるから」（プレイヤード版『カイエ』Ⅱ、四六〇ページ）。しかし、雷電がエロスに下されたのであり、ポッジとの邂逅がエロスの復活であるというのは単純に過ぎると私は思う。エロスなどを否認すればただですまない。

後年の詩「デルフォイの巫女」の中には、ジェノアの危機体験をうたっているとおぼしい箇所がある。これは一つの手がかりとなるだろう。

この恐ろしい稲妻は／神々の光ではありませぬ／明るい悪夢のような／先駆けして運命を言い当てるものは！／光の炸裂！……何を示されんとてか！……／違う！……大気の巨大な傷跡を縫って／はためいてくるのは孤独である。空にあるのは色淡い建物でなく／われらに不毛の刻印を押す／引き裂く裂け目である！

だから、宇宙を覆う手は／嵐すさぶ私の頭から／最高の閃きを引き出そうとしないで／まぐれでも儲けは同じ／過去と未来はきょうだいだが／互いに背け合う顔の抗争に／一つしかない顔は蒼ざめて／忘却よりもなお美しい島々が／むごくもあらぬのを見ながら／どこを見ているかわからぬさま。

ここで読み取れるものは、非常な超覚醒状態である。超限的な孤独の中で、過去も未来も一点に収斂し、一望のもとに見渡せる思いであり、この強烈な「現在」の中でさらに外界と内面とが極限まで照応し合って、ついに稲妻のはためきと観念の奔逸とが呼応し、思考は稲妻のように無限に延長し無限に分岐し、時には混じり合って一つになろうとし、時には決定的に分裂したであろうということである。

彼は、すでに外在化して「宇宙的な手」となって彼を操り、翻弄するものと化していた知性に、これ以上の酷使はやめてほしいと懇願する。これは一言にしていえば、知性の自己コントロールを回復したいということになる。

この危機が彼を最終的には「金縛りのアキレス」状態から救い出したのだと私は思う。ゼノンの逆理に対してディオゲネスは「立って歩けば解決できる」と言ったというが、まさにそのとおり、「海辺の墓地」における「大股のアキレスの金縛り」に続く次節は、「違う！……立て！　相次ぐ時の流れの中に！／砕け、わが身体、この思念の輪を！」で始まる。「思念の輪を砕く」は、アレクサンドロス大王が誰もほどけない「ゴルギアスの結び目」を刀で断って解いた故事に因んでいるのであろう。詩はクーデタ的な転回をみせ、自己解放をうたいつつ、有名な「風立ちぬ……いざ生きめやも」（風が起こってくる……生きようと試みなければならぬ！）に終わる最終節に向かう。

この一夜が「クーデタ」であるのは何かの断念を意味する。彼は何を切り捨てたのか。それはジッドとの葛藤と確執とエロスにおいて露呈した、強いていえば現世的な欲望、特に権力欲であるまいか。マラルメに見放されたという思いが、この断念に最後の一押しを与えたとしてもふしぎではあるまい。

ロヴィラ夫人への「愛」はどうであろうか。この現実にほとんど根を持たない「愛」は容易にメドゥサという支配的・権力的なものに変質しうるし、実際にしつつあった。「権力欲なくして妄想なし」と若い時の私は書いたが、間違いないのではないかと今も思う。

究極には権力欲はすべて自己支配の問題かもしれない。ナルシシズムは自己支配のパラドックスに関係しており、自己支配の危機がナルシシズムを呼ぶ。フロイトにいわせれば、それは二次的ナルシシズムであるが、一次的ナルシシズムがあるのかどうかには議論がある。二次的ナルシシズムは自己支配にかんする危機とそれが残す外傷に起因する。そして、彼の自己支配は現に危機にあった。

彼の断念が、もし、私の推察どおりであれば、この断念は解放でもある。実際、彼の性体験も、結婚も、そして『テスト氏』『レオナルド・ダ・ヴィンチ方法序説』という、彼を彼たらしめた最初の仕事も、その後数年以内に来る。

その断念が何であれ、彼は、嵐に遭った船が積み荷を海中に投棄することによって沈没を免れるように余分なものを振り捨てることによって自らを守ったということができる。ジェノアの危機の積極面である。

彼はジッドの仕事を一切認めずに、しかもジッドとの友情を終生維持している。いや、これは「しかも」でなく「それゆえ」であって、ユングの言葉を借りれば、ジッドは彼の「影」であった。要するに、ジッド的なものすべてを封印した上に彼のその後の生もジッドとの友情も成り立ったと私は思う。

ジッドが「自己犠牲」という言葉を口にした時、ヴァレリーはジッドが「発狂」したと大げさに騒いでいるが、これは「相場師」ジッドが真の「自己犠牲」などやりっこないのを知っていて、それを表現したのであるまいか。

8

しかし、これは「生死を賭けた跳躍 salto mortale」であった。彼の「狂気」はむしろ本格化し、イタリアからの帰還の後、パリでコンサートを聴こうとして、聴衆の中にロヴィラ夫人をみかけ、驚愕して遁走し、これを高校時代の親友の仕組んだこととしている。この時期のジッドへの手紙は混乱した独白ともいうべき部分が多い。彼がどこにいたか不明の時期もある。

「巫女」は「狂気総覧」とでもいうべきものであるが、そのさまざまの狂気の叙述の後に、晴朗化が稲妻のはためく嵐の夜から起こる。そしてその直後に身体感覚の復活が起こり、その身体は先ず恐怖に戦慄するのだが、それは「私の二つの性《さが》」が一つになろうとしているからである。次には生命の扉を破って回り、小心な羊たちをその陰気な小屋から解放し、最後に「聖なる言語」がすべてを統一して終わる。実体験の順序はこのとおりでないかもしれないが、「ジェノアの危機」が積極面への転換点であることを傍証するものである。

『カイエ』の記事の冒頭ページに彼の現実の狂気体験の要約とみられるものがある。

孤独を感じ、思考と悪しき時とが終わることのみを狂乱しつつ願った幾千幾万もの思い出よ。おそらく、ただ、認知したものの切れはしと、「世界」にぶちあたって砕けた苦痛と、一分のうちに生き終えた長い歳月と、未完成のままで凍りついた構築物と、一瞥のうちに成った巨大な事業の死せる姿とから成る形をなさない堆積しか残らないであろう。

だが、これら廃墟すべてが一輪の薔薇ならずや。

これは、一八九一年から一八九三年にかけてのどこかで、ある期間続いた事態の要約であろう（断続的であってもよい）。しかし、これが、ジェノアの危機の一夜に集約的に現れていたのかもしれない。それは、それまでの過去の要約であり、これから起こる恐れのあることの予告である。ジェノアの危機の意義はそこにある。破壊的要素と快癒的要素とが混在している。危機とは常にそういうものであろう。

9

もっとも、人はそうやすやすと既往から解放されはしない。

一年後の一八九四年に彼は叔母を訪ねて英国に渡る。おそらく、イタリアの一族の配慮による転地療養であろう。彼はロンドンを歩きまわり、又従妹《またいとこ》のピネッタと親しくなる。彼はすでに一昨年秋のジェノアで彼女に会っていた。彼女は結婚を夢み、二人はある程度の性体験を持つ。この転地の回顧「わが若き日の英国」には快癒してゆく感覚があふれている。

彼がマラルメの弟子であるということは、英国の第一級の文学サロンの扉を開ける鍵であった。折しも英国は同時代のフランス文学に開眼しつつあったのである。彼は「英国のマラルメ」とされていたメレディスとの待望の面会をも果たす。メレディスにとっては通り一遍の面会であったようだが、彼は大きな印象を受けた。特に、メレディスのナポレオン崇拝である。このことを知って、コルシカ人の父を持つ彼のナポレオン好みは市民権を得た。マラルメはむしろアナーキストであったが、彼は耽美主義から帝国主義に傾いて、帝国主義者のサロンに移るようになる。

そこで、彼はかねて尊敬してきた物理学者ケルヴィンに会い、英国の極東政策を担当していたケルヴィンから鳥尾小弥太の話を聞いて尊敬の念を抱いたという。鳥尾問題はヴァレリー研究家の一つのトピックであり、日本の研究者丹治恆治郎氏によって、彼が引用した鳥尾の一句はラフカディオ・ハーンに紹介されたものであることが判明している。それは「西洋の定義に従えば文明とは大いなる欲望の人に奉仕するものである」というものである。

『カイエ』にはその傍に「砂と選び抜かれた自然石とのユニークな日本庭園」と記して日本文化を対置させている。この簡素と抽象への偏愛からみて、ヴァレリーはジェノアの危機を経て「大いなる欲望」を断念し「より大きな欲望」に奉仕したと考えられる。実際、その後の二〇年は精神と世界と身体の関係を中心とする思索にささげられた。

しかし、さしあたり、彼の欲望は、現実的・現世的なものに向かう。一八九六年、彼は、不明の人物からの破格の報酬に誘われて再度英国に渡り、帝国主義者セシル・ローズの「チャータード・カンパニー」で文献のフランス語への翻訳と宣伝文の作成に従事した。前回と打って変わって事実上の軟禁状態で、彼は一カ月余りにして自殺未遂を起こす。彼はおそらく試用期間中の観察下にあったのであろう。彼は、定職について母を喜ばせたいという気持ちも手伝って、英国、さらにはアフリカに移住してもよいという意向を持っていたらしいが、雇い主は契約を打ち切る。

これは打ち切られてよかったようなものである。帰国した彼は、勧められて陸軍省文官の試験を受けて合格し、ついで友人の伯父でフランスを代表するアヴァス通信の社主の個人秘書に転じて、結婚し、三児の父となる。

この経緯は偶然と善意の賜物とされているが、何者かが彼を密かな監視下に置いていたのかもしれない。彼を呼んだ人物は英国とフランスとの二重スパイであり、フランス側にとっては公安局（「シュルテ」）のエージェントだったからである。彼が要注意人物だったとしてもふしぎではない。やがて彼は反ドレフュスを公言し、友人たちから絶交される。陸軍省でこの事件の処理にかかわっていたともいわれるが、私にはそこまではわからない。

もし、彼の二〇代半ばから五〇代近くまでの時期を「ひきこもり」というとすれば、それは『歴史の研究』の著者アーノルド・J・トインビーが、ダンテやマキャヴェルリの例を引いて創造的行為の前には withdrawal の時期が重要であり、かつ必要であるといっている、この「ウィズドローアル」の意味においてであると思う。

仮に、彼が『若きパルク』や『魅惑』を――そういうことはありえないだろうが――一九〇〇年代に世に出していたら、おそらく場違いとして評価を受けなかったであろう。彼は、第一次大戦以前に自己を形成し、大戦を触媒として表現面に打って出て「両戦間期」の支柱となった一群の人々に属する。

このような時代との出会いがなくては、ヴァレリーを私たちが知ることはなかったであろう。しかし、また、私たちは、創造行為は昇華であって、昇華は何かの代理的満足であり、思春期危機の代表象であるロヴィラ夫人の幻影から決定的に逃れることはなかったことも知らされる。おそらく、人は決定的に治癒することなど、決定的な「悟り」と同じく、ないのであろう。ジェノアの危機を顧みることはヴァレリーを等身大に還元するとともに、危機をどうみるべきか、危機に際して何が重要であるかを教えてくれる。私のつたない試論から何かをくみ取ってくれればさいわいである。

(「こころの科学」九月号　日本評論社　二〇〇五年)

*なお、貴重な文献をたまわり、多くの御示教をいただいた神戸大学大学院教授松田浩則先生に感謝いたします。

参考書

・Paul Valéry : *Œuvres, I, II, Bibliothèque de la Pléiade*, Gallimard, 1957–1960.（著作集）。

・『ジッド＝ヴァレリー往復書簡1』（一八九〇—一八九六）、二宮正之訳、筑摩書房、一九八六年——邦訳は書簡から直接に訳した労作で原書の間違いを訂正し、脱漏を追記している。（原典は André Gide—Paul Valéry : *Correspondances, 1890–1942*, Gallimard, 1955.）。

・André Gide—Pierre Louÿs—Paul Valéry : *Correspondances à Trois Voix, 1888–1920*, Gallimard, 2004.（ジッド・ルイス・ヴァレリー三者書簡集、一八八八—一九二〇）。

・Paul Valéry : *Cahiers 1894–1914*, I, Gallimard, 1987.

・Paul Valéry : *1894 Carnet inédit dit "Carnet de Londres"*, Édition de Florence de Lussy, Gallimard/ Bibliothèque Nationale de France, 2005.

・ポール・ヴァレリー（中井久夫訳・解説／中島俊郎訳注）「わが若き日の英国」『みすず』二〇〇四年六月号（通算五一七号）(My Early Days in England, *Book-man's Journal*, December, 1925.)。

・*Paul Valéry Vivant*, Cahiers du Sud, 1946.（ヴァレリーの死後一年に刊行され、追悼文集に近いもの。冒頭の令嬢アガート・ルアール＝ヴァレリーによる「ポール・ヴァレリーの生涯」の中に、ジェノアの一夜の描写がある）。

・Denis Bertholet : *Paul Valéry-biographies*, Plon, 1995.（スイスの歴史家によるヴァレリー伝）。

・François-Bernard Michel : *Prenez garde à l'amour, les muses et les femmes de Paul Valéry*, Grasset, 2003.（『愛にご用心――ポール・ヴァレリーの詩神と愛人』――「愛にご用心」はヴァレリー晩年の劇『わがファウスト』の台詞）。
・アンドレ・ジッド（新庄嘉章訳）『ジッドの日記Ⅰ一八八九―一九一一』日本図書センター、二〇〇三年（一九五二―五三年版の訳者死後改訂版）。
・「現代詩手帖」（特集『カイエ』以後のヴァレリー）思潮社、二二巻九号、一九七九年。
・丹治恆治郎「『極東』と『西欧』――ヴァレリーと鳥尾小弥太」「外国語外国文学研究Ⅳ」関西学院大学法学部外国語研究室、一九七九年。
・山内昶『ジッドの秘められた愛と性』ちくま新書、一九九九年。
・山田直『ポール・ヴァレリー、ジェノヴァの危機をめぐって』慶應義塾大学法学研究会、一九七四年（ジェノアの危機の恋愛因説である）。
・ポール・ヴァレリー（東宏治・松田浩則編訳）『ヴァレリー・セレクション（上）』平凡社ライブラリー、二〇〇五年（発表時代順の新訳である）。
・ポール・ヴァレリー（清水徹訳）『ムッシュー・テスト』岩波文庫、二〇〇四年。
・ポール・ヴァレリー（中井久夫訳注）『若きパルク／魅惑』（改訂普及版）みすず書房、二〇〇三年。

船と海とヴァレリー

1

フランスの詩人ポール・ヴァレリー（一八七一—一九四五）は、象徴詩人として早くより日本知識人に注目され、すでに昭和初期には水準の高い翻訳と研究が始まり、主に詩と評論によってリルケ、T・S・エリオットと共に西欧同時代最高の詩人と評価された。一九四二年、戦時下の暗い時代に発足した筑摩書房の初期の出版が『ポオル・ヴァレリイ全集』だった。難解ゆえに検閲を通過したといわれる全集は、知的飢餓の中で六万部を売ったという。戦況非なるがゆえに中断したが占領下に再出発し、これまた中断したが、第三次全集は一九七〇年代初めについに完成し、余勢を駆って『カイエ』（プレイヤード版）も全訳された。しかし、本国ではもはや実存主義に続く構造主義の時代で、ヴァレリーは大学入学資格試験の受験生と少数の学者が読むものになった。研究者は、生涯書きつづけた三万ページの『カイエ』に関心を移した。普仏戦争後に生まれ、ヨーロッパ四〇年間の希有な平和のうちに自己形成期を過ごしたジッド、ヴァレリー、プルーストらが両大戦期を担い、第一次大戦期の兵士の子らの世代サルトル、バルトらが彼らに学びながらも棚上げしていった。

日本では、両大戦期に欧米文学が同時代的に輸入され、戦中戦後期の思想の形成にあずかった。この時代のヴァレリーはいささか偶像化されて、戦時下に正気を保ち自己の知性を磨くために読まれた。さきごろ逝去した加藤周一もその一人で、初期の著作には登場する。私はその世代の教師が教えた生徒の一人であった。私はフランス文学の専門家にはならなかったが、六〇歳を過ぎて無謀にも『若きパルク』と『魅惑』を翻訳した。

2

二〇世紀のフランス知識人はしばしば周辺部の人、宗教的少数派、外国人が目立つ。ヴァレリーは仏領となったコルシカ島出身の税関吏を父、ジェノヴァの領事の娘を母として一八七一年に生まれた。両親は晩婚で、出生の時に父四六歳、母三八歳である。八歳上の兄がいる。家庭の文化はイタリア的で、母とはイタリア語で会話した。

彼には矛盾した両面がある。閑暇を得るために個人秘書となりながら、毎朝家人が寝静まっているうちに書いたノート（『カイエ』）三万ページを残した。南欧的怠惰にも北欧的勤勉にも、性的禁欲にも性的放埒にもほんとうは馴染めず、主人役にはなれず客としても安住できない人だった。家庭でさえ、妻と、生涯同居するその独身の姉とが作る世界の客だっただろうが（フロイトと同じである）、家長として家政管理に熱心であった。彼の壮年期の詩も、古今のフランス詩の諸形式を駆使しながら、その内容は、光と影、昼と夜、太陽と海、生と死、エロスとタナトスとの対照のきつさによって、むしろスペイン、イタリア、現代ギリシャ詩に近しいところがある。

なお、モンペリエ大学法学部長まで上りつめた法学者の兄にも海事私法の仕事がある。海事私法は地中海と深い関係にあり、銀行と同じくヴェニスに発し、地中海から英国に広まった。また兄はペトラルカの研究家でもある。二人は意外に近いところにいる。

3

彼の生地はセット。南西フランスの港町で、ローヌ河とガロンヌ河とを繋いでフランスの地中海側と大西洋側を結ぶミディ運河が内陸部に入る地点にあり、小さな陸繋島に作られた港で、その歴史は一七世紀以来と新しく、ヴァレリーの生家も素っ気ない団地ふうである。彼の幼い時には港には帆船の帆柱が林立し、運河はフランスの二つの海を往来する艀の行き来でにぎやかだったろうが、今は漁港で、海上保安庁基地と石油タンクがあるだけである。高度一七〇メートルの島の急峻な斜面からは地中海の「海の眼差し」が変わらず島を見つめ、彼がうたい、今は眠る「海辺の墓地」と向い合っている。

『ヴァリエテⅢ』（一九三六年）に掲載された「地中海的アンスピラシオン」は地中海を論じて精神に至るエッセイである。それは、幼少年時の体験、特に、燃える帆船から噴き上げる炎、時に来航するフランス地中海艦隊のスケッチから始めて、水泳体験のユニークさに及び、その際に出会った、水底の魚体廃棄物の強烈な印象を経て、海と精神との相似性、共通性を述べて終わる。「アンスピラシオン」ということばはさまざまに邦訳されているが、元来は「吸気」である。彼は地中海の風を吸い込み、それが彼のインスピレーションを触発したという含みの題である。彼にとって精神は海、それも地中海である。

少なくとも、彼が何よりもわがものだとした『カイエ』は「地中海的アンスピラシオン」に描かれたような海に似ている。つまり、そこには、数式、抽象的思考、幾何学図形と並んで、肖像、動物、船、機械、ロシア語、アラビア語の練習、愛人のリスト、からみあう蛇、女陰の中から鎌首をもたげる蛇に至るまでがある。それは、艦隊を浮かべることもあり、その中で自由に泳ぐ快楽も謳われるが、廃棄された魚の死骸の血なまぐさい集積をはじめ、ありとあらゆるものを秘めてもいる。「海辺の墓地」にあるように、起こる現象は表面であり、それに近い部分は泳げても、深い奥の「その本性は狂気」かもしれない。海はほとんど均質で、水平線に画されて一つの統一体に見え、混沌というよりも、それ自体の秩序を持っているようにみえる。しかし、この巨大な水の塊は構造というものを持たない。波は押し寄せるようにみえるが、その水の分子はトロコイド曲線を描いて永劫に回帰する。自らの尾を嚙む蛇（ウロボロス）である。

彼は、精神を海とみながら、その海に似た『カイエ』の体系化を目指して、「私にはドイツ人が一人欠けている」と嘆いた。最初は新妻に清書させ、ついで愛人ポッジさんに「あげるからまとめてね」と言って渡したりする。彼の思い描く海が体系化されない以上、『カイエ』も体系化されえないだろう。彼はほんとうに最後まで『カイエ』を体系化できると信じていたのだろうか。

4

『カイエ』には前身がある。最初は、親友となったばかりの時期にジッドに宛てた手紙であろう。しきりに長い返事を求めるが、ジッドはしばしば答えない。答えられない問いが次第に前面に出て、ヴァレリーは遂に自殺を考え、狂気の一歩手前の内容となる。そして、危機を迎える。

おそらく危機状態の後遺症を癒すべく、一八九四年に親戚をロンドンに訪問する。この時書いた『ロンドン手帳』がすでに『カイエ』のあらゆる要素を持っている。それは寄寓した大叔母の家で書き始められ、その家には一四、五歳の少女、又従妹のピネッタさんがいて、ロンドンを案内してくれる。彼は、ノートを彼女にみせる。時には書き込みを許す。「交換日記」より密接な二人手帖である。そこには、彼の数学や物理学の文字、波打ち際の絵などと共に、彼女のうなじ、靴を履いた脚、全身像の素描がある。『ロンドン手帳』にあって、『カイエ』にないのは女性の手による書き込みである。二人は親密になって、彼は「停車場でのあられもない仕草は嫌だよ」と彼女宛てに書いたりしている。彼女も恋の詩を書いている（しかし詩人に対してはマズイ方法だ）。一時、彼はイギリスに居つこうとする。二人はけっきょく別れるが、後年の「蛇に巻きつかれたヌード」の絵は『ロンドン手帳』のピネッタさんのプロポーションを持っている。

『カイエ』体系化の試みは、彼の死後になされた。『カイエ』を項目別に分類して出版された「プレイヤード」版『カイエ』である。そこではパラディグマ的といおうか、似ているが少しずつ違う表現が並ぶことになって、邦訳の翻訳者の一人は、訳し分けに難渋したと述べている。それは浜辺に打ち寄せる波を思わせる。彼が好んだ、間を置いて浜辺に打ち寄せ、砕けては敷波となって広がる波である。『カイエ』はこういう意味でも海に似ている。

5

少年ポールの最初の志望は海軍兵学校であった。セットという地中海の僻地の少年たちはたまさか訪れるフランス地中海艦隊に強い印象を持ったであろう。「地中海的アンスピラシオン」の初めには「トリダン」「コルベール」「リシュリュー」と訪れた艦の艦名を挙げている。いずれも普仏戦争直後に完成した七〇〇〇トン前後の装甲艦 cuirassés（二級戦艦）であって、イタリア艦隊に対抗して造られたあまりぱっとしない艦である。蒸気機関と共に帆を備えた過渡期の艦である。

彼は、高級将校を乗せたカッターの優美さと迅速さや、当時は艦尾の中途にあった司令長官専用の狭い遊歩甲板を挙げているが、艦の主要部分や主要儀式、たとえば登舷礼や満艦飾については触れていない。また、これらの艦型を奇妙だと冷静に述べている。実際、当時のフランス艦はデザインに一貫性がなく、怪奇な形態の艦が多かった。

彼は数学の不出来のゆえに海軍兵学校を断念したという。しかし、若い時から苦手のはずの数学に挑み、『カイエ』が公刊されるまでは、高等数学に通じた人とされていた。『カイエ』には四色問題に挑んだ跡があるから、彼が本気だったのはまちがいない。ちなみに四色問題とは「すべての地図は国境を接する国を四色で塗りわけることが可能である」ということで、古くから地図制作者には経験的に知られていたが、ようやく二〇世紀末に電算機を使って解けた問題である。

6

私は長らく彼は艦船愛好家だろうと漠然と思ってきた。しかし、それは間違いだったようである。そのもとは、彼の『カイエ』の第一冊の第一ページであった。彼らしい少年の絵の向かって左に「美術批評、艦船美学esthétique navale、現代都市」とある。二三歳の彼が今すぐにやれそうなことを羅列しているのであろう。物理学者などの名は引用するべきものとされて別の箇所にある。

なるほど、『カイエ』Iの付録的なページ「プレカイエ」(総ページ数四一三ページ)には、まさに「艦船美学」と題する三ページがあり、「若年の散文」と注記されている。内容は、多少補って述べれば、まず「母なる海」があって、そこにフリゲート艦が躍り、躍る船の存在、形、意志、機関、煙と櫂を挙げて、次に全艦隊が出現し、旗が翻り、嵐となり、美と神秘、海上を歩行した者(キリスト?)と(彷徨える?)オランダ船が現れ、再び嵐となり、(「ポー参照」とあって)光が射し、凪となるという筋書きで、音楽的、絵画的に、湿って、広く、高く、暗がりの印象を与えたいとある。これは一種の楽劇の筋書きであろう。

これは、ジッドとの往復書簡集にある、一八九一年八月のジッド宛て書簡で「嫌気がさして海の交響楽はこのところ放り出してあるのですが」……といって、その冒頭部分を紹介しているものと同じであろう。「はじめは……漠とした序奏、いくつかの典型を指示する主題の上で眠っているような感じ……すべてが弱音で奏される。次いで、冒頭で喚起しておいた遥かな原始の諸要素から船が一艘離れ際立ってくる」に始まり、「船は海の示すどんなにかすかな欲望にも服従する。最初の考えが閃く。海はひとつの音楽なのだ。(中略）船は揺すられるままになっているが、この投げやりな態度には、ある意志が透けてみえる……広大な平穏。月が再び姿を見せる」となる。これは先の「プレカイエ」の「艦船美論」計画と同時期に書かれたものであろう。しかし、この「海の交響楽」はこの時期すでに棚上げされようとしている。

同時期のやはりジッド宛ての手紙には海への最初の言及がある。「青い水中を鮫と金鯛とがぬらりくらりと逃げさってゆく様を御想像下さい」に始まる三行（『往復書簡集』邦訳第一巻、一四一頁）がある。どうも、「海の交響楽」は地中海そのものよりはむしろ、ロートレアモン（『マルドロールの歌』一八七〇年刊）とランボーに触発されたようである（ちなみに、ランボーの詩は彼の源泉の一つで、作成年月不詳ながら彼は「酔どれ舟」の絵を描いているが、大波にもかかわらず船は断乎波を貫いて直進している、全く酔いどれていない船である）。

それらはどのような船であろうか。同時期のジッド宛て書簡では、彼が愛蔵している船の本を自慢して、（本棚には）他の本を圧して「金がパチパチとはじけるくすんだ仔羊皮で装丁された、古い、赤小口の（中略）、圧倒する、航海術の僕の立派な本がそこにあり、（中略）図版も付いていて、帆を立てた軽快速船《フレガート》、軍用輸送船《フリュート》、二本マストの貨物船《ウルク》、ガレアス船、小三檣帆船《シェベック》が満艦飾もにぎにぎしく、艦砲を発射態勢に整えて、錨をおろしているのです。／僕は海のもろもろの美に酔っており、その冒険好きな勝ち誇った魂を把えたいと躍起になっているんです」とある。これらは、帆船時代、それも古めかしい軍艦で、ゴシック趣味とでもいうべきか。

7

ヴァレリーには、苦手に挑む癖があるようである。それは「くやしがり」「あきらめない」ではなく、むしろ「自己でありたくない欲望」「不可能事への欲望」というほうが当たっているのではなかろうか。「自己でありたくない欲望」は「すべてでありたい欲望」と裏表である。しかし、彼の「自己」は単一でなく、また、その可能性の一部しか実現できないものとされているから厄介である。レオナルド・ダ・ヴィンチがモデルであったゆえんであろう。

数学がすでにそういう挑戦であった。一八九〇年以後には、一九歳年長のロヴィラ夫人への、手紙さえ出さない「予め失われた恋」が加わる。彼の生涯は二つの原理的不可能事に貫かれている。一つはロヴィラ夫人への恋であるが、もう一つは『カイエ』の体系化である。

これはある種の自己認識のずれともいえるかもしれない。彼は体系的で厳密であろうとし、その側に与するが、敢えていえば、発想は豊富であるが建築性にいささか欠けるところがあるのではなかろうか。彼の詩は美しい二行一組、数行あるいはソネットに富むが、長詩の構成は、「デルフォイの巫女」に目立つように、必ずしもよいとはいえない。唐突な転回で終わるのは、これだけでなく、「蛇の素描」はもちろん、「海辺の墓地」もそうである。『若きパルク』の構成はなるほど抜きんでているが、この詩はピエール・ルイスの手が入っている。殊に一九一六年の詩作の山場ではヴァレリーはルイスへの手紙でしきりに推敲を求め、結果を早く送れと言っている。T・S・エリオットの『荒地』に対するエズラ・パウンドの朱筆ほどに徹底的ではないだろうが、鮮やかな結末に持ってゆくにはルイスの推敲が欠かせなかったのではなかろうか。

8

五三歳、すでに第三共和国の象徴的存在となったヴァレリーは海軍に招かれてフランス主力艦隊の三週間にわたる地中海巡航と大西洋回航を経験している。すなわち、一九二五年六月一三日から七月二日にかけて、フランス主力艦隊の過半数が地中海の軍港トゥーロンからナポリ、アルジェなどを経て英仏海峡の軍港ブレストに移動する。艦隊は、弩級戦艦「プロヴァンス」(二万三二三〇トン)を旗艦とし、同「クールベ」(二万二一八九トン)、「パリ」(同)、「ジャンバール」(同)、前弩級戦艦「ヴォルテール」(一万八八五〇トン)の戦艦五隻に駆逐艦トゥアレグ(第一次大戦中の日本製の艦)、潜水艦、航空母艦ベアルンなどが随伴したらしい。彼は旗艦「プロヴァンス」に乗り、三週間の艦上生活を楽しみ、多くの記事と水彩画を残している。『カイエ』に見られるまとまった軍艦記事はこの一つだけである。

接待担当の海軍将校が表紙などを描いた航海日誌を進呈し、これにヴァレリーが書き込み、後で『カイエ』に入れた。しかし、これには艦名、トン数などの列挙は一切なく、艦の全体を捉えた画も、水平線上の特定しがたい艦影以外には一つもない。彼は艦上生活を楽しんでおり、食事などの記事のほうが幅をきかせている。水彩画は艦の一部、たとえば主砲砲塔とか、後続する艦を乗艦の艦尾からスケッチしたものである。

ヴァレリーには艦船自体に対するマニア的な関心はなく、軍艦は海景の一部である。彼のタッチは軽やかで時にはラフな線で印象を描いている。それは、特にヨットや漁船、小蒸気船になると生き生きとする。鋼鉄の軍艦は彼の好みでなかったにちがいない。「ベアルンに乗り込む将軍たち」の水彩があるが、これは人間のみに興味があり、当時フランス海軍唯一の空母「ベアルン」であることは全然わからない。

なお、ソルボンヌ大教授ジャルティの伝記『ポール・ヴァレリー』の六〇六ページ「ヴァレリーが描いた「プロヴァンス」」は松田浩則神戸大学教授の指摘どおり別人の筆に成るものである。サインからすでに明らかだが、彼ならば、やわらかな曲線の断続で全体を捉えるだろう。

艦が褐色に塗られていることは、おそらく褐色の陸地を背景に撃ち合う地中海の艦特有

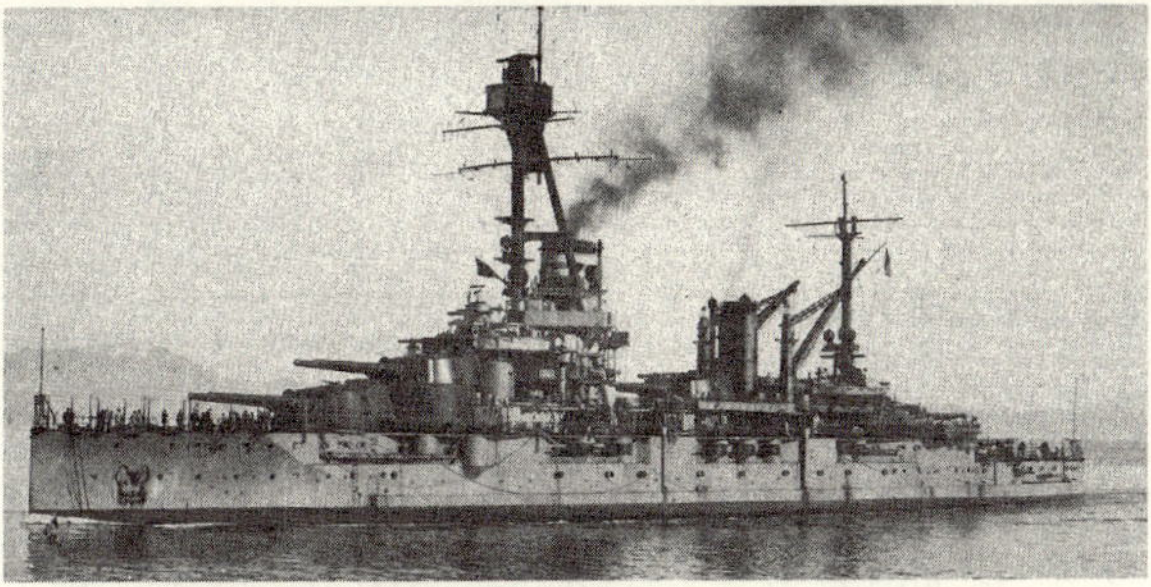

旗艦プロヴァンス（1930年の姿）
（*Conway's all the World's Fighting Ships 1906–1921*, Conway Maritime Press, London, 1985）

の事態であるといってよい。日本海軍でも千島方面に活動する艦は褐色に塗られていたことがある。

9

一九世紀初頭のトラファルガル沖海戦で英国艦隊はフランス・スペイン連合艦隊を撃滅した。大艦隊を二度建設した国は史上一つもない。一九世紀は英国の世界的海上覇権の下で、海戦が非常に少なく、根本的な技術革新が行われた時代である。帆船から蒸気推進へ、木製から鋼鉄装甲艦へ、鉄丸先込めから炸薬元込め弾へ、など。

実際、艦隊同士の海上決戦は、アドリア海の島リッサ沖で起こったオーストリア・イタリア両海軍の海戦以外にはほとんどない。一八六六年、劣勢のオーストリア艦隊は衝角戦術（船首水線下につけた角状の武装によって体当たり攻撃をする戦術）に出て奇勝を博した。この後、半世紀にわたって大型艦も衝角を持つが、ついに実用されたことはなかった。

リッサ以後の海戦といえば二八年後の日清戦争における黄海海戦（鴨緑江海戦、一八九四年九月）である。これは汽走艦隊同士が最初に遠距離砲戦を行った例である。ヴァレリーはこの海戦の初期の陣形図を描いて（*Cahiers* vol.1, pp. 227–228.）、「単縦陣の柔軟性と整合性は横陣にまさる」と注記している。これがいつ描かれたかは詳らかでないが三年後の一八九七年ごろと推定される。次のページには、ナポレオン関係と推定される陸上兵力配置図が描かれているので、興味は一過性であろう。しかし、彼は日清戦争に関心を持っており、非西欧国が西欧の近代科学によって非西欧国を圧倒した最初の例だとして脅威感を抱いている。一八九二年秋、すでに彼は個人的危機を経験し、その回復途上でもあることを記しておこう。

10

ポール・ヴァレリーの『カイエ』の絵から何かが見えて来ないか、というアプローチを思いついた。彼の絵全体は相当あるはずだが、そのカタログはおそらく将来もありえないだろう。だから、何々の絵は何年が最初ということは断言できないが、何らかのヒントは得られるかもしれない。

御教示と貴重な資料を賜わった松田浩則先生に篤く感謝いたします。

（「ちくま」三月号　筑摩書房　二〇〇九年）

参考書

・Paul Valéry : Inspirations méditerranéennes, in *Variéte* III, Gallimard, 1936. 邦訳『ヴァレリー・セレクション（下）』所収、東宏治・松田浩則編訳、平凡社ライブラリー、二〇〇五年。

・Paul Valéry : *Cahiers 1894-1914* (édition intégrale), Vol. 1, 1987.

・Paul Valéry : *1894 Carnet inédit dit "Carnet de Londres"*, Edition de Florence de Lussy, Gallimard, 2005.

・『ジッド＝ヴァレリー往復書簡』（一八九〇—一八九六）二宮正之訳、筑摩書房、一九八六年。

・Michel Jarrety : *Paul Valéry*, Fayard, 2008.

・ドニ・ベルトレ『ポール・ヴァレリー』松田浩則訳、法政大学出版局、二〇〇八年。

・Paul Valéry : *Cahiers*, Vol. 10. pp. 787-839.

・深沢克己『海港と文明——近世フランスの港町』山川出版社、二〇〇二年。

・田中憲一『南フランス運河紀行』東京書籍、一九九五年。

ヴァレリーと蛇

1

ヴァレリーの絵を系統的に調べる方法は三つ。一つはジャンル別の分類。第二は時系列に沿って並べること。第三は、それ一枚限りで内容も特異的な絵を拾い上げることである。また、絵と詩や伝記とを照合することである。

もっとも、限界は大きい。『カイエ』以外は絵の出所が限られている。多くは散逸して個人の所蔵となっているようだ。しかし、絵は、詩、散文、散文詩で表せなかったことを告げている可能性がある。入手できる絵を比較的重要な作品と仮定するしかない。それをもとに多少の「当たり」をつけておくのも無意味ではないだろう。

2

前節でとりあげた海景は写生が多い。タッチが軽く、いささか印象派的で、楽しんで描いた絵である。ごく初期の『ロンドン手帳』（一八九四年）から現れ、ほぼ終生にわたる。蛇はそうではない。線も面も遊びがない。緻密な図である。すべて脳裏の観念を描いたものである。おそく、一九二〇年（四八歳）から登場する。一八九二年秋の嵐の一夜の「ヌゥス」と「エロス」の闘いにおいて否認したものがポッジ夫人の唇から帰ってきた年である（もっとも、蛇の『カイエ』初登場が半年早い）。絵が詩の後を引き継いでゆく観がある。蛇の絵は最後まで続くが、蛇が何を象徴（あるいは代表象）するかは一元的に要約できない。言語で言いがたいからこそ、絵に現れたとみる。絵には、言語的コーパス全体を補完する何かがあると私は思う。

3

詩でも蛇が重要な役者として登場するのは長詩『若きパルク』からであろう。オクターヴ・ナダルの草稿研究書をみれば、制作の最初期の構想などを書きつけた「パレット」にすでに登場し、詩の原稿は第一段階から現れる。パルクの身体意識が目覚める時、「空の森」の中に蛇は現れる。すなわち、「……私はわが数々の身体の余すところない主であった。／身体の他人事の如き広がりを一振るいに硬くさせ、／数々の絆の心地よさの中で、おのが血に溺れて、／なまめかしくくねる私を見る私を私は見ていた。／身体の奥深い森は見る度に悉く黄金の色を帯びた。その森で私を噛んだ蛇の後を追った。／欲望とはまさに這うもののくねりではないか……」（「若きパルク」33-38行。拙訳『若きパルク／魅惑』みすず書房、一九九五年）。続いてパルクは蛇に嚙まれて毒を受け、身を守る如くに己をかき抱く。その蛇とは「私の中にある動きで、なまめかしくくねる私でもあり、私のしもべでもあり、また私の血に満たされ、私の身体を一振るいで硬くさせる、それ自体は、私から分かれ、私が見ることができるものでもある」。強いていえば、テスト氏の入眠時の身体感覚の独り歩きである。このような目まいしそうな存在にパルクは「去れ」という。蛇は「自然界の素朴な輩」「ここそこ逃げながら心を読もう」とし、精神の軌道を狂わそうとする愛の仕掛け人であるが、「私には要らない」という。蛇登場以前の時代には私は調和的存在であった。「太陽と肩を並べる、その連れ合い」だった。この心身即応の状態は己の影の発見によって崩れ、死が入り込む（「滑りゆけ、喪の小舟（影）よ！」）。そこからいろいろあって、最後は海の中にずんずん入ってゆくパルクを死から救ったのも蛇らしい。問い詰めても救助の秘密を蛇は明かさない。パルクは眠る。眠りとは蛇に身を委ねることだとある。幼児のようにシーツにくるまって眠り、目覚めると、不思議にもおのれに生の感覚が蘇り、一夜の煩悶も萎びた老婆のように小さくなっている。荒々しい海辺の自然に打たれて、最後は、昇る太陽に向かって身を起こして、おのれに逆らって心の讃歌を歌おうとする。

ここでパルクが心の讃歌を歌うのは、「おのれに逆らって」であることに留意したい。

死の床でも「心」は大問題であり謎であった。

4

『若きパルク』に続いて作られた詩集『魅惑』の詩群にも、蛇は数箇所に、さまざまな含意で現れる。しかし、一元的に捉えることは難しい。「鈴懸に寄せる」の「貴い水蛇」とは樹々の根を養う地下水脈である。「デルフォイの巫女」では巫女の座るのは蛇が絡む三脚台である。主人公は「蝮になれ」といわれて拒否するが、蝮模様の幻に喘ぐようになる。実際に蝮の幻覚を体験していたのか？　また「甘い誘い」では誘惑者は蛇的にくねり迂回しつつ迫る。そして、「蛇の素描」では、蛇はまたもやイヴの誘惑者となる。この蛇は「どの魂もうぬぼれ鏡に見入るもの。それが私です。私は自己愛の魂の底に住むいうにいわれぬ何かです」といい、イヴの自己愛につけこんで口説く。もっとも、二度目は茶番というとおり失敗する。

「海辺の墓地」では「絶対の水蛇がおのが青い身体に酔って燦めく尾を嚙み続けている」。これは波の比喩であると同時に、その後、彼の絵に現れる「自らの尾を嚙む蛇ウロボロス」への、おそらく最初の言及である。蛇はこのようにさまざまのイメージとなって、絵への移行が準備されたのか。

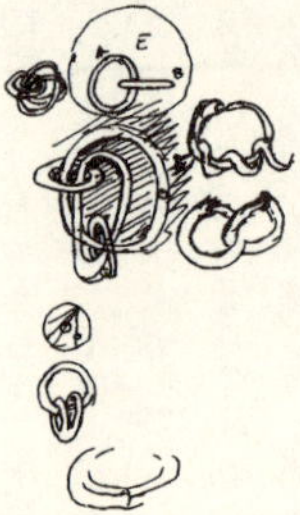

第１図　Cahiers 14巻(1929)

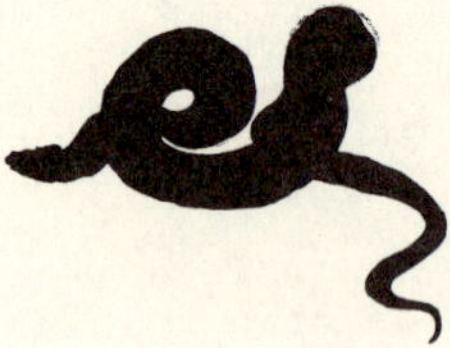

第２図　Cahiers 11巻(1925-26)

5

『カイエ』に初めて現れる蛇の絵は抽象的で、まるで無限大記号∞である（一九二〇年一月）。しかし、一九二六年には、おのれの尾をくわえる蛇や互いに尾をのむ二匹の蛇がたくさん登場する。これらの蛇の輪はほとんどトポロジー（位相幾何学）の図そのものである（第1図）。トポロジーは、若き日の彼が熱中した数学の一つであり、その創始者アンリ・ポアンカレの姿を窓から見下ろしていたと書いている。トポロジーでは変形に耐えて残るものを同一物とみる。たとえば三次元世界で把手付きコップとドーナツとは一つの穴を持つ塊として同一である（蛇のもう一つの起源候補は帆船の索具である）。観念もトポロジーと同じく、変形しつつ同一である。しかし、さらに把まえがたく、生きて動くものもある。彼には終生解けない謎であった「こころ」や「愛」は特に「蛇」的でなかろうか。一九二六年五月四日には、生々しい緑色の蛇が登場する（第2図）。新しいノートの第一ページに彼は世界で最も猛毒の蛇の一つ「東アフリカ緑マンバ」が餌を呑み込んだらしい姿を、愛人ポッジとの再会を待つ時に描いた。むき出しの「欲望」であろうか。だが、本人の代わりに三下り半の手紙が来る。この時期からであろう、彼は蛇を鍵や蔵書票や刀の束のデザインに用い、アカデミー会員の正装の佩剣の束を蛇で飾る。蛇は彼のトレードマークとなる。

6

面白いのは、『未完の物語』（ガリマール、限定版、一九五〇年）の扉の蛇（第3図）と、ヴァレリーのデッサン所収の蛇の図（第4図）の比較である。前者では、左側のロビンソンは鳥の羽飾りの付いた大きな帽子をかぶり、鼻の先だけを出している。身体は草や木の葉で覆われ、長いあごひげを垂らし、杖をついてよたよたと歩む。影は前にある。右に小さな蛇が一匹、ロビンソンの前で尾を地につけて立ち上がり、身をくねらせて踊る。蛇は尾だけがロビンソンの影に届いている。右上にはカタツムリが左に首を伸ばし、その向こうに熱帯樹（椰子と芭蕉）。

後者では、男が帽子をかぶり、市民服を着用し、画面の右下隅に左上を向いて杖をついて立つ。その前の公園の木立の中を男の足から出た黒い大蛇が画面の左上に向かって胴を上下させて進み、左に向かって鎌首を擡げ、舌を出す。蛇は男の影のようにも見えるが、胴は地面から離れ、大きく太くなる。左隅下に「黒い蛇が魂から白昼に身をもたげた」とある。おのれが孤島の荒野のロビンソンであれば、蛇は小さく、外にある。無視された誘惑者である。都市の市民であれば、蛇はおのれから出ておのれより大きくなり、獲物を求めて外に向かう彼の影――独り歩きする分身となる。

7

第5図は、蛇と裸形の女体である。目鼻も模様もない黒い蛇体は、右脚に巻きつき、女性の右大腿部に出て、女陰を避け、腰をまわって左胸から頸の前方を斜め上によぎって右腕に沿って、首を女性の手に握られつつ頭は女性の手を余して中空にゆらめく。蛇の絡む右半身は足の先から指の先まで繋がって太い一匹の蛇にみえる。人間的な左半身は右半身の細い付属物である。女性はおのれが蛇に絡まれ、蛇と化しつつあるのに驚いているようだ。

第6図は女陰の中から蛇が顔を出し、大口を開けている。彼はかつて「自分は知性では男だが感性は女だ」と記したことがあり、『若きパルク』の蛇も身体の森の中に棲む。体

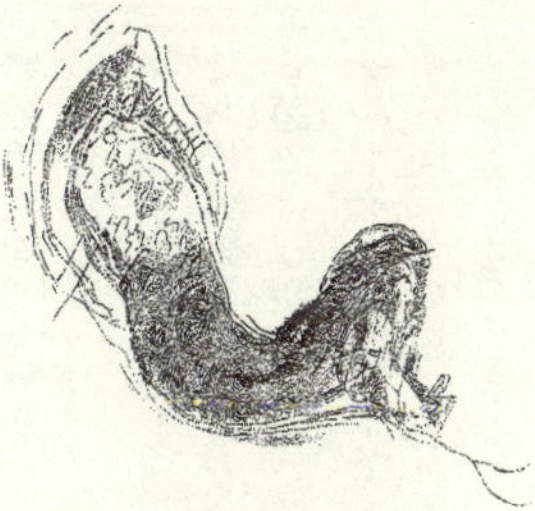

第6図　「穴から出てきたヘビ」という解説がプレイヤード版の方にはある

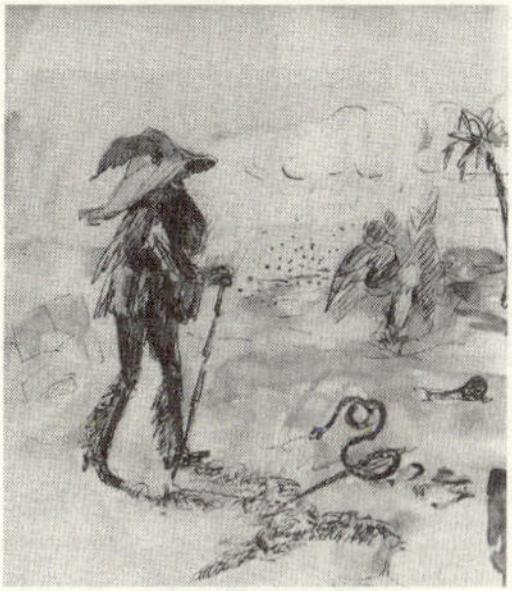

第3図　**Paul Valéry,** ***Histoires brisées*****, Gallimard, 1950.** 扉絵

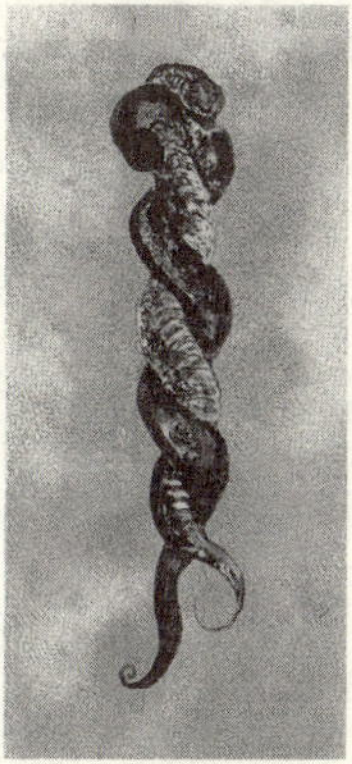

第7図

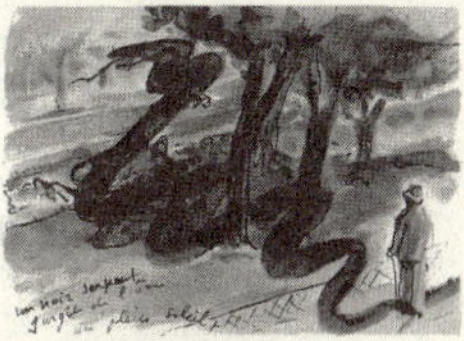

第4図

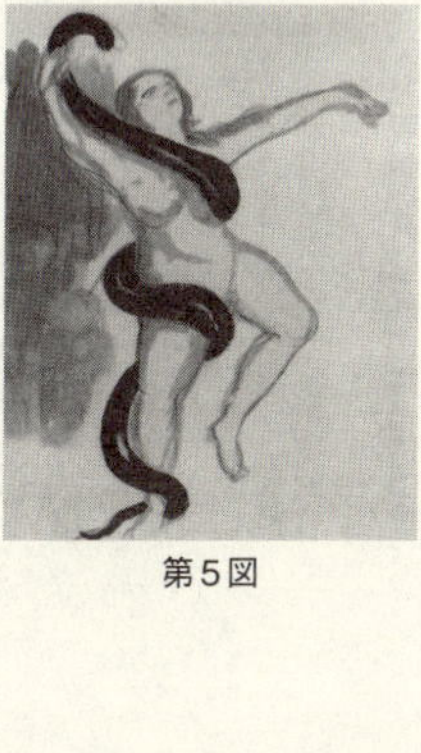

第5図

内の蛇が顔を出したのであろうか。蛇は皺や凹凸が細かく描かれ、下顎も舌も力なく床に着いた老蛇のようだ。これに対して女陰は若くすべっこい。描いたのは、一九三八年二月、ヴァレリー六六歳にして三五歳年下の弁護士ジャン・ヴォアリエとの最後の恋が始まるころである。第5図では女体は外なる蛇に巻きつかれて蛇的な身体になろうとしているが、第6図では、かつての『若きパルク』と同じく蛇は女体の中の何ものかだ。蛇と女陰との交わりは決して起こらない。

第6図は体の中の男性が姿を現したともみえ、ヘルマフロディト（男女両性具有）にも、「ヴァギナ・デンタータ」（歯の生えた膣）の一変種にもみえる。男性に潜在する、膣に嚙み切られる恐怖である。さらに、蛇を挟む小陰唇を指とすれば自慰を表しているようだ。彼の青年時代、宗教はもちろん、精神医学も自慰を強く非としていた。知能を損うとされた自慰に彼は脅えなかっただろうか。また、ロヴィラ夫人への長い片思いはそれを伴わなかっただろうか。ジッドへの手紙には、夫人をメドゥサとした幻想がある。メドゥサには蛇が付き物であり、その一睨みは人体を石に化するのである。

8

最後の絵（第7図）は蛇同士の関係を描く。二匹の太い蛇が中空でよじれあい、締めつけあって存分に膚接し抱擁しあっている。蛇は対等で対称的で相違は模様だけである。蛇同士になることはナルシス問題を解消する一つの道である。最晩年の愛人に宛てた詩は、接吻や浴室での抱擁をうたう。確かに、蛇同士となれば、微かな風にも揺らぐナルシスの恐怖はどこかへゆく。しかし、蛇体の冷たさはどうなるか。愛人は死の二カ月前に彼を見捨て、彼は未練と呪いの詩を送っている。

同じ時期に書かれた「我がファウスト」においては、長く苦しい登攀を終えた彼をそこで独り歌っている「孤独者」が「お前は存在している！　汚い！」と山頂から蹴落とす（落下した彼は妖精に幼児的な介抱を受ける）。他方、ヴァレリーは、ナルシスの結末を尋ねたリルケに、最後にはナルシスは消え、ただ夜空とその水面への鏡映とが相応するのみと、一九二六年に語っている。これは「ナルシス断章Ⅱ」の結末にふさわしく思える。しかし彼は何か不足だったのであろう。その時期に着手し長い空白の後に最後の筆を入れた散文詩「天使」では泉のほとりの天使のようなものが悲しみを以て人間の営みを眺める。

これらはいずれも彼である。彼は何か一元的な境地に達したのではないと思う。従って、蛇も一元的に捉えられない。彼が解こうとした謎は正解がないアポリアを含んでいる。彼はその一部を蛇に仮託したのではなかったかと私は思う。

多数の『カイエ』の絵のコピーを賜り、感想を聴かせていただいた神戸大学大学院教授・松田浩則先生に深謝いたします。

（「ちくま」五月号　筑摩書房　二〇〇九年）

＊なお『聖書』で蛇が登場するのは『出エジプト記』（第4章以下）と『創世記』である。

参考書

・*Les Dessins de Paul Valéry, Texte de Paul de Man*, Les Éditions Universelles, Paris, 1948.
・ヴァレリー『若きパルク／魅惑』中井久夫訳、みすず書房、一九九五年、二〇〇三年。
・Paul Valéry: *Histoires brisées*, Gallimard, 1950.

ヴァレリーの『ロンドン手帳』を眺める

『一八九四年の手帳、俗称ロンドン手帳』が二〇〇五年にガリマール書店から出た。表紙とその裏と裏表紙とを加えて番号が六一まで打ってある薄い手帳である。欠番もある。

ポール・ヴァレリーはイギリスに青年時代に続けて二回行っている。モンペリエ大学は出たものの、父親は大学時代に亡くなり、母親と「家長」格の兄からやいのやいのと就職への圧力を受けながらパリでぶらぶらしていた。故郷の大学の催しものをきっかけに知り合ったアンドレ・ジッドやピエール・ルイスなどとの手紙の交換と、二人に紹介されたマラルメの火曜会への出席とがほとんど唯一の対人関係である。彼は熱心に高等数学や物理学に取り組んでいる。彼の自持を支えるのはそれだけである。二二歳。

一八九二年に「ジェノアの危機」がある。それが何であるにせよ、嵐の一夜の不眠だけではすまなかったろう。一八九三年の彼の行動ははっきりしない。何らかの治療を受けたと推定する根拠がある。

一八九四年の第一回目のロンドン行きは、この都市に住む母方の一族がポールをあずかってくれたのではないか。イタリア式大家族ならではである。旧知のピネッタさんは一〇代半ば、いとこの子に当たる。

さて、長方形の『ロンドン手帳』は、縦向きにも横向きにも使われ、互いに上下逆さま《テト・ベシュ》になっている。ピネッタさんに見せたり、彼女自身が書き込んだりで、ピネッタさんとの交換日記の観がある。

まず第三から第五ページである。

ヴァレリーがロンドンにきた当初はピネッタさんの地理案内が必要だった。もっとも後には彼は紹介先のサロンで交際範囲を広めていった。マラルメの弟子という威信は想像以上だった。彼の才気煥発の会話がそれを裏付けたにちがいない。

第三ページは横長に使われている。頁の上方に「木曜午後、チャリング・クロス駅（着）七時一八分」とある。ピネッタさんの字かも。彼女は駅で待っていてくれたのかも。その下にポールが画を描いている。彼女の手である。筆記用具で何かを書こうとしている手と、人さし指だけを縦にして長い鉛筆を机に垂直に立てている手と、いずれも右手である。まちがいなくピネッタさんの手だ。ポールは「手を写生してあげる」といってご機嫌をとろうとしたにちがいない。彼女はことわったので、途中からそそくさと描いた風情。

次の第四ページで理由がわかる。二人は引き続き向かい合っている。

ポールが書く。「今晩の猫ちゃんは全世界のゆううつを担っているみたいだね」。少し間を空けて「ぼくは駅でのいやらしいこと《ベチーズ》は好きじゃないのだよ」Je n'aime pas de faire des bêtises à la gare. とある。

彼女は何をされたのだろうか。思わず突き放されたとか、とにかくやさしさで迎えられなかったにちがいない。「何よ」と「猫ちゃん」はむくれている。ご機嫌を直してもらおうとして、さっき、彼女の手を得意のスケッチしようとしたが、このしぐさは「イーだ」という感じである。

そこで第四ページに弁解の文章を書く。「ぼくはああいうのだめなんだ」と。ポールは公衆の面前での不意打ちに弱い。

彼が『ムッシュー・テストと劇場で』の冒頭を「ベチーズ（ばかげた行為）は苦手だ」と書き出した時、記憶のいいポールはピネッタさんとの一件を思い出したかもしれない。

どういうやりとりの挙句か、その次は指輪を嵌めた手。ふくよかな指である。次のページになると手帳は縦長になる。ピネッタさんの横顔と上半身だ。その横にピネッタさんの弟の横顔が描きかけである。やってきて「ぼくも描いてよう」だったのだろうが、アンジェロと名前を記して中止。ポールは彼には素っ気ない。

そして何日か後だろう、第三二ページは縦長に使ってピネッタさんの椅子に座った全身像が出てくる。前方右側を向いた丸ぽちゃの少女である。次の三三ページには爪先の短い靴を履いた女性の脚の素描が三つ。斜め後ろ右に立った位置からスケッチしたにちがいない。そういう位置にポールは立つようになっている。次に右にスカートの裾から左脚を出したのが一つある。ピネッタさんはポールにすっかり気を許している。ポールも左手を彼女の肩に置くぐらいはしたかもしれない。後々までポールの好きな女性の「うなじ」に少なくとも息がかかるくらいの位置でもある。

他の「テト・ベシュ」、たとえば海の波を描いた鉛筆画などもピネッタさんに説明しつつ描いたのだろう。たくさんある数式のページにも傍にピネッタさんがいて、「ふーん、すごい」と感心していた場面もきっとあったろう。『ロンドン手帳』の相互性は翌年からの『カイエ』のスタートを助けたと思う。友人への手紙だけでは『カイエ』に到達しないのではないか。少なくともピネッタさんは彼をくつろがせている。

ヴァレリーと関係のあった女性のリストが『カイエ』にあってピネッタさんとは「途中まで」とある。どこまでが「途中」なのかわからないが、一般に心に残るのはむしろ余韻の残る「途中まで」ではないだろうか。

ピネッタさんの姿はその後ポールからすっかり消え去ったのだろうか。ポールは先の見えない失業状態に参って、英国への移住を考える。いったい誰と住むつもりだったのだろうか。アフリカの英国植民地でもいいとさえ考えて、いつも旅行鞄に必要品を詰めて待機状態でいた。しかし、二度目の訪英は悲惨な結末を迎え、実際、自殺未遂に至る。彼は自殺未遂を隠そうとせず、人に進んで語っている。

彼の後年の画には「蛇に巻きつかれて驚いている女性」や、昇る太陽に向かって花束を振るパルクらしき女性がある。いずれもプロポーションはピネッタさんの体型に近い。もっとも、これらはずっと後の作品であるが。ほんとうの彼のミューズははたして彼よりも背の高い痩せ型の愛人たちだったのだろうか。

（『ヴァレリー集成Ⅱ』月報　筑摩書房　二〇一一年）

Ⅱ　書評

書評の書評

かつては、できるそばから読みきかせてくれるのを待っている小さな親密なサークルが作家の周囲にあった。一般に現代では読者の顔がみえにくい。現代の本は書評を待って一人前——成年に達するといえようか。逆にいえば、書評されない本は永遠に未成年である。書評の書評というものがあってもよいのだが、これがふつうないのは、どうしてであろうか。あるいは、書評家自身は成熟もするだろうが書評そのものは成熟ということがない妖精や小鬼なのかもしれない。

さまざまな書評がある。まず「紹介書評」がある。内容の紹介が大部分を占める書評である。温和な老人の顔をした妖精である。まったく違う業界の雑誌に載る書評には、本の属する業界一般の現状から始めてこの本が本来の業界に占める位置、著者の経歴、人となりを述べてから、内容をかみ砕いて述べる。批評は最後の数行に追いやられるのも致し方がない。「紹介書評」は初歩的書評のようであるが、人々が日々関心を持つ世界が狭くなり、「新タテ社会」といおうか、多数の書が出版されつづける現在では非常に有用である。

「週刊ポスト」や「Hanako」によい紹介書評が載ることがある。似て非なるものが「教育書評」である。宗教や政党の新聞雑誌の書評は、例外はあるが、肯定的なものが多い。否定するべきものを取り上げていたらきりがないからだそうだ。ただ〝増上慢〟にならないように「限界」というものを最後に指摘してある。にこにこしているが、怒らせると怖い妖精であろう。年齢はさまざまである。

専門の書評家というものには、さまざまの種類があって、ここでは分類しきれない。一般に書評をするという行為は天国の門を守る聖ペテロと同じく両義的である。労苦の多くが地下の仕事に終わる、土の精の仕事でもある。少し空気を吸いたくなると「原文の文体（あるいはリズム）をいかした翻訳」などという、ありえない賛辞や、「何々に触れていないのは遺憾である」という、当を得ている場合ばかりではない批判で終わる危険もある。この精が時には大気を吸いたくなると「歌う書評」になる。著者には「地獄に仏」の場合もあるが、危険な妖精の誘い声のときもあろう。

結局、著書というものは、書評によって成年に達するが、書評にもかかわらず生き続けねばならないものである。フランスにブルバキという構造主義数学者集団があった。この匿名集団の内密の規約は、発表が同人にただちに理解されれば己の限界を悟って静かに退くというものであった。出版と同時に絶賛される著者には、時にこの自戒が必要であろう。

（「リテレール」創刊号　メタローグ　一九九二年）

ソーレル『人間の手の物語』（正田義彰訳、筑摩書房、一九七三年）

抗生物質や脳外科の進歩ほど知られていないが、第二次大戦を契機とした手の外科の飛躍的発展は、戦後、欧米の文献に接したわれわれを驚かせた。手にメスを加えるには、脳に対するほどの周到さと細心が要求されるという認識は、改めてわれわれに脳と手の密接な関係を想起させた。エンゲルスを引くまでもなく、進化史上、脳の発達に手の機能的発達が伴わなければ、ヒトはヒトになれなかっただろう。だが、奇妙なことに、本書には労働する手、制作する手は全く語られていない。

それでは、対人関係の手段としての手だろうか。それは少し触れられている。ジェスチュアの章はたしかに興味ある一章である。しかし本書の中心ではない。では、この〝手についての広汎かつ徹底的な研究〟（訳者あとがき）はなにが主題であろうか。

高度に分化した掌紋はヒトとサルにしかない。そこに生活史や性格や健康や運命の反映を読みとる試み、そう、これは鏡としての手の物語なのだ。平たくいえば手相の本である。手相は、たとえばロールシャッハ・テストの代用となるだろうか。かもしれない。手には労働や感情の個人史が深く刻印されているだろう。エルンスト・クレッチュマーの『体格と性格』の手法にならえば、手も性格を反映することが明らかとなるかもしれない。著者は医師ではないが、病院に赴いて臨床のデータと手相の関係をさぐろうとしている。

では、なぜ精神医学は手相にほとんど関心を示さないのだろう。思うに精神科医は、あまりに多くのことがたちどころにわかるものには幾分懐疑的なのである。また心理テストをも含めて、治療場面の外で得られた〝知識〟は一般に治療に生かしにくいということがある。さらに、精神科医は訓練と経験が必要とはいえ、患者と同じふつうの人であることが精神医学の前提である。これに反して、著者は慎重に自己抑制しているが超能力者である。

一六世紀を中心とする戦乱と疫病と貨幣経済の侵入による農村荒廃のなかで、ヨーロッパの知的選良はひたすら予見の術をもとめた。人体は大宇宙を映す宇宙であり、さらに手掌は小宇宙を集約して示す鏡とされた。この種の試みが、現実原則にもとづく問題解決、つまり労働の論理と倫理にとって代わられたのが歴史家のいう〝一七世紀における急速な解熱〟である。ところが、近代市民社会の労働の論理と倫理が行き詰ったかにみえる今、再び一六世紀的総合、すなわち秘教的、ネオプラトニズム的、マニエリスム的総合のにわかな復活が西欧文化にみられ、わが国での翻訳もさかんである。本書もその一環である。しかし博識のキメラ的総合は、果たして現下の問題への有効な応答であろうか。そして、もはや〝はたらく手〟は問題にならないのだろうか。同じく総合的著作であるバシュラールの『大地と意志の夢想』は物質に挑む労働の手を美しいことばで語っている。だが、それは一九四八年に書かれ、解放の記憶がそのなかに生きている著作なのだ。それはすでに過去なのか。Walter Sorell : *The Story of the Human Hand*, 1968. の訳。

(「自然」七月号　中央公論社　一九七三年)

岩井寛『境界線の美学——異常から正常への記号』(造形社、一九七二年)

これまでも幾度か、新局面の打開を迫られているときにそうであったように、絵画表現をとおして精神の病理をみる試みが近年とみに盛んになっている。

プリンツホルンH. Prinzhornの亡霊を今日呼び返すことの是非は別として、海の彼方では、プリンツホルン・ルネサンスが叫ばれて彼の大著 "*Bildnerei der Geisteskranken*"(一九二二年)が復刻され(一九六八年)、さらに英訳も出版された。国際学会も年を追って活気を呈しているが、わが国でも「芸術療法研究会」がすでに四度を閲し、ちかく「国際表現精神病理学会」(S・I・P・E)に公認される見込みであるときく(一九七三年当時)。

たしかにキャサリン・ランガー女史S. K. Langerがいうように「視覚的な諸形式はその構成要素を継起的でなく、同時的に提示presentする。……それらの複合性は、……一回の統覚的行為の初めから終わりまで精神が留めておくことのできる範囲の限界によって、制限されることがない。……あまりにも多数の微細で、しかも密接に関連する諸部分を含んでいるような観念、関係の中にあまりにも多数の関係を含んでいるような観念は、論弁的形式の中へ「投影」することはできない。……しかし、形式は純粋に感覚的に感知することによって与えられるシンボル体系は、非論弁的シンボル体系であり、言語的「投影」が不可能な観念を表現するためにはとくに適している。それの主要な機能、すなわち絶えまなく流動する感覚を表象化し、万華鏡的な色とか音の代わりに具体的な事物をわれわれに与えるというその機能は、言語から生まれたどのような思考もそれに代わることのできない役目である」(*Philosophy in a New Key*, 1942:邦訳『シンボルの哲学』矢野萬里ほか訳、一九六〇年)。この立言は、絵画を手がかりとする精神病理学が言語の尽きる地点を越えて進みうる可能性を示唆するものである。

絵画は、言語よりもはるかに大きく多義性を許し、また言語と異なり非要素的であって、構成部分が互いに〝交換可能〟ではない。さらに言語とちがって否定を表現することができない(ウィトゲンシュタインL. Wittgenstein)。「机の上にリンゴが一つある」とは描けるが「机の上にあるリンゴは一個ではない」とは描けないのである(古代エジプトでは、両手を挙げている人間を描き添えて否定を表した。このような、約束にもとづく否定記号なしに否定の画は不可能である)。多義的で、個々が独自であり、しかも否定が排除されているところに絵画がもつ呪縛性が存するのであろう。とくにいわゆる精神病理的絵画の場合、その迫力は言語の比ではない。言語に比して了解可能性の限界線もいっそう曖昧で恣意的なものでしかない（レナートH. Rennertの網羅的な表——*Die Merkmale schizophrener Bildnerei*, 1962——はどの程度の説得力をもつだろうか）。

『境界線の美学』の著者は、この魅惑的であるが危険もまたなしとしない領域にはやくから踏み入って着実な仕事をなしとげてきた人である。わが国で最も古くから絵画病理、絵画療法、病跡学などに深い関心を払ってきた慈恵会医科大学精神科の伝統の上に立つものであるが、多年の臨床経験や美術・美学への造詣ばかりでなく「境界線上にある」画家たちとの交際体験にもとづいて著わされたこの労作は、おそらく後の世代から先駆的業績のひとつにかぞえられるであろう。

この本にいう「境界線」は、著者独自の用語で、境界線統合失調症のことではなく、「何らかの形で異常世界に身を置いて、そこから正常の人間世界に訴えかけようとする一群の存在」のことである。したがって、ここでとりあげられるのは、慢性病棟の片隅からたまたま拾い上げられるPrinzhorn流の〝絵画もどき〟(Bildnerei)よりも——それはオランダのプロッカーJ. H. Plokkerによれば慢性閉鎖病棟による人工産物であるという、その是非はしばらく措くが——communicativeな絵画、すなわち病的体験と制作とがからみあっている画家たちの作品、および精神療法の過程でうまれた絵画である。さらに著者は、「異常者が正常世界に（を?）志向し、（それに）参加しようとする場合」、「恰好の中継駅」が絵画であり、それは「絵画表現の場は正常者にとっても異常者にとってもまったく公平な場である」からだというが、このことは評者が冒頭にのべた絵画というものの性質からみても大方の首肯を得る提言であろう。

著者の範囲は、統合失調症のみならず、うつ病、神経症、さらに精神薄弱ばかりでなく器質性障害にもとづく痴呆の世界にも及んでいる。この広汎な視界を整序するために著者はアラーズ R. Allers の存在論的分類を方法論的な尺度としてとりあげる。

アラーズはその著 *Existentialism and Psychiatry*, 1961. がすでに邦訳(『実存主義と精神医学』西園昌久・板谷順二訳、岩崎学術出版社刊、一九六五年)されており、わが国にもかなり知られた精神科医出身のアメリカの哲学者である。実存哲学の立場に立つとはいえ、ウィーン大学を出てフォン・ヤウレッグ W. v. Jauregg に学び、ピック A. Pick とクレペリーン E. Kraepelin の助手をつとめ(コレ K. Kolle の *Grosse Nervenärzte* には〝クレペリーンの弟子〟となっている)、古典的精神医学、とくに器質性疾患に対する臨床的経験を青年期に積んでいる人である。著者の位置と照応するものがあるであろう。

アラーズは「他者を理解するということは、とりもなおさず、自己を他者の立場に置いて、他者の世界観を了解するということである」と直截に規定し、さまざまな精神障害者の世界に視点をおき、そこからみて世界がどのようにみえるかを追求し、「欠損的世界」(defective world：精薄、失認症、痴呆の世界)、「変容した世界」(transformed world：精神錯乱、躁病、離人症、統合失調症、妄想状態、強迫神経症、恐怖症の世界)、「倒錯した世界」(perverted world：うつ病者、神経症者、嗜癖者、性的倒錯などの世界)の三つの存在論的類型 types を抽出する。

評者はかねがねアラーズの叙述に他の現存在分析の著書とは肌合いの異なるものを感じ、それが何であるかを突き止めることができなかったが、岩井氏の書に接して、それが広義の視覚性と共時性によるものであることが判った。実際アラーズは視覚的表現を好んで用い、全体としてかつてユクスキュル J. v. Uexküll がその生態学において蝸牛や蜜蜂や犬に世界がどのように映るかを表わそうとしたのと同じ印象を与える。野間宏氏が本書の序文に「私は……大きく眼をひらかせられた。私の眼は天空にとびたつ眼となったし、木の葉の裏にすまうかたつむりの眼となったし、地下深くひそむビールスの眼となった」と述べているのはこれを捉えた作家的直観であろう。いずれにせよ、アラーズの視点の置き方は、まさに〝異常の世界に身をおいて正常の世界に訴える〟「境界線」の視角に合致し、アラーズの視覚性、共時性は絵画を論じるにふさわしい。慧眼な方法論的尺度というべきであろう。

著者は、「欠損の絵画」として山下清を精薄、idiot savant, CO 中毒後遺症、Pick 病などの自験例とともに挙げ、また「変容の絵画、建築」としてムンク E. Munck、クービン A. Kubin の絵画、『二笑亭』『イシドールの城』『ユンカーの家』など妄想病者の手に成る建築、高村智恵子の切り絵を挙げる。そして「倒錯の絵画」としてデューラー A. Dürer、ルドンO. Redonおよび多くの現代画家を挙げる。とくに山下清については著者には別に一書『ひとりだけの旅』（一九七〇年）もあり、具体的に彼の絵に即いた態度で俗説を反駁しつつ、周囲の功利性がいかに彼を踏みにじったかを憤りをこめて語っている。今日では式場隆三郎氏の記録が入手困難となった妄想建築『二笑亭』についての記述と考察も大方の精神科医の関心を惹くであろう。ムンク、クービンについてはさきに宮本忠雄氏の論文（「現代の異常と正常」一九七二年）があり、本書との対比は興味があるが、すでに紙幅も尽きたので読者の手に委ねたい。

（「精神医学」一五巻三号　医学書院　一九七三年）

グルーバー『ダーウィンの人間論――その思想の発展とヒトの位置』

（江上生子他訳、講談社、一九七七年）

二〇世紀が最後の二五年に入っても、なお一九世紀のグランド・セオリストたち、とくにマルクス、ダーウィン、フロイトの影はわれわれを深くおおっている。彼らにはいくつかの共通点があって、動的見地に立ち、実践にもとづいて、下部構造的認識を重視しつつ、〝具体的かつ全体的〟な理論をめざし、強烈な衝迫力をもつ文章、しかし解釈の許容幅の必ずしも狭くない散文による定式化をひっさげて厖大な著作を残した。彼らの活力も曖昧さも共に二〇世紀に知的刺激を与えつづけ、彼らぬきで二〇世紀を語ることは困難である。ダーウィンはマルクスに支持者を見出し、またフロイトの出発点だったにもかかわらず、従来、他の二人に比していささか一般的思想史の中にすえて眺められることが少なかったかもしれない。その一部は、ダーウィンが生物学の領域に属するためと一般にみなされていたことによるものであろう。

そもそもダーウィンの与えた知的衝撃が自然における人間の位置であったことはいうまでもないが、本書はさらにダーウィンの思想がその発生機状態において、とりわけ人間的なものへの強烈な関心にもとづいていたことを明らかにしようとするものである。

　著者のアプローチは賢明である。歴史心理学の方法によりながら、一八三八―三九年というごく短期間に時期を限定し、当時の未公刊ノート類を全面的に利用する。この時期は『種の起源』刊行に先立つこと実に二〇年であるが、彼が師や父親の伝統から経験へと自己を解放したビーグル号世界就航の直後で、また従姉との結婚の心理的準備期にあって、帰国報告の準備にとりくんでいた、一見めだたないがきわめて重要な時期である（こういう時期の重要さはダーウィンに限らない）。はたして未公刊ノート類の明らかにするように、この間のダーウィンの思考は星雲的な流動状態、活潑な〝発生機状態〟にあり、とくに一八三九年のある一日にはほとんど啓示的な転回・開眼体験がある（古くはデカルトの炉部屋体験、近くはウィーナーの肺炎病臥中の体験に比すべきものである）。ダーウィンの〝神経衰弱〟はいろいろと取沙汰されているが、『無意識の発見』の著者アンリ・エランベルジェのいう「創造の病い creative illness」としてよい時期が少なくとも一時期あったろうと推定される。

　この一時期に腰をすえて著者はダーウィンの生活や思想の発展、家族的社会的伝統の背景を眺め、ダーウィンの問題意識が何よりもまず人間にあり、そして（すでにいわれていることだが、十分知られているとはいえない）自然における人間の位置を考える上で人間の無意識的な表情のうごきや行動と他の動物との類似性の観察（すなわち解剖学よりも心理学）が出発点であることを示す。ここでダーウィンの観察の冴えは今日の第一級の生態学者にしばしば匹敵する（フロイトも些細ないい誤りの精緻な観察分析者だった。おそらくマルクスの政治事件分析も！　二〇世紀にすごいパン種を仕込んだ一九世紀の〝三人の巨人たち〟の共通性である。ただし、フロイトを一九世紀人とみるのは私の独断である）。

当時すでに、ダーウィンは自己の星雲状態にある思想が危険思想であり、自己の属するユニテリアン的伝統をもこえて神の否定につながることを意識していた（神なき今日の西欧人でも、動物とヒトとの連続性よりも断絶性を強調する）。一八三九年の彼の心に強い感銘を与えた、奇妙な絞首刑の夢の意味が何であっても、以後八年をダーウィンはもっぱら蔓脚類《まんきやくるい》（カメノテ、フジツボのたぐい）の分類に費やすのである（そしてこの分野では彼以後百数十年を経て画期的進歩がないという）。

このような一次資料に接近できることはわが国の科学史家や、まして歴史心理学の徒には羨望を禁じえないだろう。訳者はすでに努力に値する仕事をなしとげたというべきだろうが、原書の第二部をなすノートの訳出も強く望まれる。それは『経哲手稿』やフロイトの死後刊行ノート（『精神分析の源流より』と銘打たれているもの）と同じ位置をダーウィンの思想理解上もつだろうからである。なお、訳書三〇九ページの aversion to generation は〝同じ親を持つものへの嫌悪〟でなく〝生殖への嫌悪〟ではないだろうか。

著者はグランド・セオリストでなく、むしろその対極に立つが、一般にグランド・セオリーでなくこの種のほとんどジャーナリスト的な鋭い事実性への感覚を必要とする仕事において、アメリカはその最良の学問的冴えを見せるようである。ウォーターゲート以後アメリカ学者のこの種の分析の冴えが一段ましたかに見えるのは評者の僻目であろうか。

Gruber, H. E. & Barrett, P. H.: *Darwin on Man. A Psychological Study of Scientific Creativity*, 1974. の訳。

（「自然」一一月号　中央公論社　一九七七年）

フォイヤー『アインシュタインと科学革命——世代論的・社会心理学的アプローチ』

（村上陽一郎他訳、文化放送開発センター、一九七七年）

ミネルヴァのフクロウは黄昏に飛ぶとはかつての言い草だが、今日では哲学ならぬ社会心理学の対象となることが一つの時代の終焉を告げるものかもしれない。この本はアインシュタイン、マッハ、ボーア、ハイゼンベルク、ド・ブローイが輝かしい名であった一時代を扱っている。時代変遷が加速的であるからには分子生物学の類書が書かれる日も遠くないであろう。同じく二〇世紀前半に与えた知的衝撃で相対性理論・量子力学に匹敵する精神分析についてはすでに社会学者ローゼンの、きわめて神話破壊的な、フロイトとその弟子たちについての研究が七〇年代前半をかざっており、かつては決定版的不可侵性を持ちえた弟子ジョウンズの浩瀚なフロイト伝を色褪せたものにしている。

古くはポール・アザールの『ヨーロッパ意識の急変《クリーズ》』に始まるのであろうが、一時代の知的社会を全的に捉えるべく、個々の知性人をその個人的社会的文脈に置き、その上で学問領域を超えた知的相互作用に焦点をあてた知識社会学は、一時代のタブロオを描こうとするフランス、一般理論構築に主力点を置くドイツから、第二次大戦後、具体的事実の扱いに卓越したアングロサクソンの手に移って、ヒューズ、ブロノフスキらのすぐれた労作を生んだ。本書もその系譜に属するとみることができよう。新しい概念の提出はいくつかあれ、多くがウェーバーとフロイトから汲んだパースンズ以来のアメリカ社会学の伝統に立つことは、たとえば、〝同形性〟の概念が――たまたまかつて評者らが用いた（補注）〝知的等価物〟の概念に近いが――精神分析家エリクソンの『若きルター』をはじめとする一連の個人分析に用いた手法の延長上に立つであろう一事からでもいいうることと思う。

科学者の一部は、本書のごとき歴史心理学、とくに著名な科学者の個人的心理と科学理論の照応性に反撥を感じられるかもしれない。たしかに、この種の問題への一般的心理理論の粗雑な適用は、かつて同じく一般的な経済理論がおかした〝素朴反映論〟の反復になりかねない。また、たしかにその批判に該当する部分もなしとしないであろう。著者が実践家でなく、アームチェア精神分析学者であることは否めない。そして精神分析学は、量子力学とは一見程遠いであろうが、ともに直接な観測不能なものに対し、観察可能な矛盾の発見と実践的な攪乱の持ち込みによって得られたデータから大胆なモデルを作りつつ進むものである。この点で、たとえば実践家エリクソンの仕事に比べてやや迫力を欠くのは止むを得ないかもしれない（すぐれた精神分析実践者の行う個人史研究は、時に他のすべての伝記を浅薄なものに色褪せさせるだけの迫力がある）。しかし、〝科学者はその所産は厳密だが、その動機は absurde である〟という、古くヴァレリーのいったことばは、科学者を半神とみなさない限り、事実であるように思える。社会学者が二〇世紀の科学の内陣に切り込み、新しい角度でそれを切ることはやはり至難であり、一方文学者などに比べ、科学者の伝記には英雄伝の域を出るものが乏しい。

著者は多大の努力を払い、多数の一次資料を駆使し、力動精神医学史としてもっとも包括的なエランベルジェ『無意識の発見』の域に迫っている。一例だが、キルケゴール—ヘフディング—ボーアの、ボーアも自任する系譜は、とくにデンマークの哲学者ヘフディングがわが国では短い孫引きによってしか知りえないだけに、著者の立場を認めると否とにかかわらず、興味あるところではあるまいか。

ただ今日までのところ、精神分析学の諸結論で科学的吟味の行われたものが皆無にひとしいのに似て、本書の多くの理論的枠組や概念は、臺弘氏が精神病理学について語ったごとく〝風雪に耐える〟ことによってのみ、その堅固さ如何を問われねばならないだろう。それは多くの〝科学的社会学〟と共通運命である。以上 Feuer, L. S.: *Einstein and the Generations of Science*, 1974. の訳であった。

(「自然」八月号　中央公論社　一九七七年)

参考書

・飯田真・中井久夫『天才の精神病理』中央公論社、一九七二年。

松本滋『本居宣長の思想と心理――アイデンティティー探究の軌跡』

（東京大学出版会、一九八一年）

本書は著者宿年の課題である本居宣長の歴史・心理的分析であり、一昨年上梓された『宗教心理学』（東京大学出版会）とはるかに相照らすものであり、「日本文化から外来文化を引き去ったあとには基底低音が残る」という師ベラーへの著者の答えである。

著者手だれのエリクソン Erikson の分析法と鍵概念の「アイデンティティー」が駆使されているが、それを離れても宣長の青年期（および最晩年）という比較的未開拓の領域の分析として読むに堪えるであろう。

著者は看過されがちな事実で分析のいとぐちとなりうるものを発見する目ざとさに恵まれている。評者は「もし宣長の家伝信仰が神道土俗にも寛容な浄土宗でなく浄土真宗であったら思想家宣長はありえなかっただろう」という指摘を一〇年前さる小研究会（補注）で著者から聞いて目の洗われる思いをした。

一精神科医たる評者に求められているのはもとより宣長論でなく著者の心理分析への批評であろう。

著者の結論は、宣長の一九歳から二一歳をアイデンティティーの危機の頂点とし、ルターと違って父子相克でなく母の配慮によってそれを乗り越え、それが後年の思想に大きな影響を与えたという。青年期の分析の道具としては宣長の回顧録『家のむかし物語』をはじめとする記述は母の意志に添ったことに繁であり、母と精神的葛藤の存する時に簡である、という発見を用いる。より一般的には、語られていることと並んで無言——たとえば日記における母の死前後の中断——を重視する。また日本文化の基底低音は母性原理であるとする。

結論の大筋は説得力があり手法は卓抜であると思う。ただ評者としては、まず、母の配慮によって実現したものはアイデンティティーの確立というよりもモラトリアムの時期ではないかという保留を置きたい。具体的に指されている時期が養家から事実上逃げ帰ったあと母の配慮により母に支持されての京都における長期の医師修業であるからには、アイデンティティーの確立は三四歳の賀茂真淵との一夜の出会いを待たねばならないと考えられないだろうか。

第二は宣長の青年期のアイデンティティー模索（というか出立模索というべきか）は著者の分析よりももう少し複雑な様相を呈しているのかもしれないという保留である。一四歳の現実の元服と並んで一〇歳の血脈授受は宗教的成年式、一三歳の水分《みくまり》神社参詣は（水分神の申し子であると言い聞かされて育った彼の）〝自分はどこから来たのか〟という来歴のアイデンティティーに関する成年式であろう（お礼詣りは「申し子」の与えてきた幻想的万能感との決別である）。それぞれの〝成年式〟のあとに来るものは職業的自立への模索、信仰的模索、系譜への模索で、それらが何度も互いに交代する形で進行するからである。彼は宗教的出立を行わず、また大阪の豪商ならば可能であった商人と読書家との両立を果たせず、二年にして養家を去る。そして遠祖本居の姓を名乗る形でとりあえず生家小津家から出立し、医師修業という現実原則にのっとった前進ではあるが、やはり一つの妥協を、母に支えられて行うのではないだろうか。

第三の問題は母との関係である。これが非常に密接なものだったことは著者の指摘する母の死前後の日記の空白からも、また、母とほぼ同名の妻と宣長との婚姻の年に母が剃髪していることからも示唆される。そして著者の言うとおり母の配慮が最終的に宣長を精神的自立に導くのだが、これは母の側における実子への愛着の決然たる断念に支えられている。そこに至る母の心情は単純でないだろう。評者には一一歳にして父を亡くした宣長の青春期の模索と動揺は同時に寡婦となった母の模索と動揺と共振しているように思えてならない。

たとえば、著者の言うように母が単純に父の遺言通り宣長の家業相続を望む「社会的価値の代表者」ならば、どうして宣長一六歳の江戸逗留（著者によれば実質的な商売の見習）を宣長自身が後の手記で黙殺するのだろうか。著者の発した一般原則に従えば「母の意志に添うことは詳しく語る」はずであろう。逆になぜ事実上の長男を――名目上の家督相続者たる父の先妻の連れ子が「身を引いて」江戸に去ってから十年近く後に――母は養子に出したのであろうか。母子の心の揺れを予想せずに理解できるだろうか。

おそらく母の中で争っていたものは父性原理と母性原理ではなかろうか。早世した夫の遺言とともに前者をも母は具現せねばならなかったはずである。母の行動の矛盾は両者の葛藤によるものであって（それは幾分は宣長の中で闘わるべきものを肩代わりし彼の危機を軽くしたであろう）、それは宣長がおそらくは母からの分離を達成しえていなかったがゆえに、養家を去るまで続いたのであるまいか。というのは養子時代も宣長はまるで磁石に引かれるように母のもとにしばしば帰参しているからである。これはかなり世間の目に立つ行動であろう。そこで京都遊学という第三の道をしつらえ徐々なる母子分離を達成したのは、母主導型のコースであり、このコースを設定しえたのは母のうちなる父性原理であり、一方かずかずのこまやかな〝サイン〟を送りつづけてその期間宣長を支えつづけたのは母性原理だったのではあるまいか。宣長のおそい結婚の前後に母のほか二人の妹まで剃髪しているのを考え合わせれば、宣長は青春期を濃密な女性のみの家族の雰囲気（すくなくともその延長）に包まれて過ごしたように思われる。あたりに桜の花の匂うような……。

「相続」とは精神的であれ物質的であれ父性原理のものと評者は考えるが、宣長の一家は

「相続」に伴う葛藤の回避行動によって特徴づけられるとすら思われる（結局全員が「相続」せず何らかの形で出立する）。遠祖本居を名乗ることの著者の読みは深いが、父からのみでなく遠祖以後の商家の系譜一切からの離脱でなかろうか。しかし、単なる武士の家名復興であろうか。

むろん生家小津でもなく養家の今井田でもない第三の名という妥協の意味もあろう。それは現実原則的側面である。しかしエモーショナルな側面もあるのではなかろうか。この家名が絶えたのは遠祖の妻が心弱くも故郷に逃げ帰ったためであり、そのため武士としての家名は絶えるのだが、その妻の行動をほとんど是認するように二〇代の宣長は著者の引用のごとく、「女童のごとくみれんにおろかなる」が真の人情で、「男らしくきっとかしこきは……うわべをつくろひかざりたる物也」と述べている。この主張の裏には、遠祖の妻の行動とおのれの養家離脱が重ね合わせになって揺曳していないだろうか（とすれば養家より逃げ帰ったおのれの未練の肯定から「もののあはれ」が始まることになるのだが）。

評者の能力を超える中期の思想は読者に委ねて、実に興味深いのは著者の詳細に記述する「遺言書」とその結果の二つの墓である。戒名の記され妻も葬られるべき墓は空墓であり、ものものしい葬列に先立って遺骸はすでに別の奥津城に夜半に送られ、指示に従って墓域には吟味された山桜が植えられ、枯れれば植え継がれる。宣長の遺骸は桜に吸い上げられ永遠の花吹雪として梢から春風に舞い大地にふりそそぐ。この全き出立は自然との全き合一である。そこに母子分離以前の世界がほうふつとするのは評者の幻想であろうが。

（「朝日ジャーナル」一一月二七日号　朝日新聞社　一九八一年）

補注

歴史心理研究会——土居健郎、佐藤誠三郎、松本滋、栗原彬、飯田真、福島章、アイヴァン・ホール、アーウィン・シャイナー。他に折にふれての参加者があった。私もレギュラー・メンバーだった。

神田橋條治『精神科診断面接のコツ』（岩崎学術出版社、一九八四年）

医学にはそれぞれの科に特技があるが、精神科の特技は何かと聞かれたら、私は「面接の技術だろう」と答える。むろん、面接の達人はどの科にもいるはずだが、私が面接を精神科の特技だといって、「いやわれわれの科だってだ」と反論されたことがないのは淋しい。すぐれた精神科医の面接問診の技術はあなどれぬもので、ガンでさえ、開腹したら、診断も部位も精神科医の推定したほうが当たっていたようなことがいくらもある。

先進的な内科の先生にいわせると何百という数字を流れるように読んでいくと特定の疾病のパターンが浮かび上がるようになるのが現代の医師だというが、それが自慢になるなら、精神科医は面接中に微細なものも含めて何千というパラメーターを読んでいるということができるし、面接はそれだけでなく、治療の場の形成の基礎である。つまり面接は認識の手段であると同時に治療の手段でもあり、精神療法とも肌を接するものである。

精神科医の面接の底力について触れたが、外科医のすべてが微妙な先端的手術を遂行できるわけでないのと同じことは精神科医にも当てはまる。面接の技術は長い習練と工夫を経てしか獲得できない。手術書を読んだだけで大手術をやろうとする蛮勇の人はないだろうが、面接の技術も同じくらい技術に馴染み、徒弟的訓練を経て、同じくらいデテイルをきちんと押さえてゆかねばならないものである。

すでにわが国の医師の習練のために書かれたすぐれた面接書がある。土居の『方法としての面接』、笠原の『予診・初診・初期治療』、木戸の『面接入門』をすぐに思い出す。しかしこの本は以上と比べてもさらに包括的であり、また論理的であり、体系的ですらある。個性的な経験の書であることの陰に見落とされがちだが、このことは一読すれば明らかである。それが第一の特徴である。

次に、順を追って初歩から述べていることが特徴である。これは著者が面接技術の錬磨にかけた二〇年間の半ば自伝的な流れと重なりあっていて、新しい技法発見の契機となった挿話を、周りの景色のように楽しみながら河を下る感じで読める。

第三の特徴は、いい加減なことがぜんぜん書いていないことである。どこかの本を下敷きにしたような箇所がないというだけではない。訓示めいた「すべきである」「してはならない」という表現がきわめて少ない。こういう表現はしばしば不十分な叙述、不十分な経験を補うために使われるものだ。一般論的な「注意して何々しなさい」のたぐいもない。著者はこういう表現の無意味さを知りすぎている人である。ここに書いてあることは、著者が全部繰り返し経験し、検証し、表現を工夫して若い人に適用してみたことだと安心してよい。

第四の特徴は、山登りでいう〝極地法〟と〝ラッシュ・タクティック〟に当るものの双方が述べられていて、偏りがないことである。極地法は正攻法であり、成功はしなくても失敗のないようにと大規模な陣を張って、後詰めをしっかり固めて登頂する方法である。そういう、今までのどれよりも危なげのない診断技術が丹念に明確に書きこまれている。ラッシュ・タクティックとは個人的力量にものを言わせて単独あるいは少数で一気に山頂を目指す技術である。著者は、まず前者を身に着けることを勧め、もっぱら後者に頼ることを戒めつつも「患者の身になる方法」として後者を展開する。

私は、本書を読んで初めて優れたシャーマンが治療力を本当に発揮する場合があることを納得した。そしてまた、いかなるシャーマンもこれほど徹底して「相手の身になる」ことができていないとも思った。彼等のとくに天分のある者が一生に何回かすることも著者が簡単に種明かしをしている程度のことではないか。

著者が述べているのは、一見そう錯覚する人がいるかもしれないが、むろん超心理学的技術ではない。それはすぐれた技術者にしばしばあることである。すぐれた機械設計者はある決定的瞬間には、自分をいま設計しつつある機械自体と感じるそうである。未熟な者にそういうイメージをもってみる（たとえば自分をダイナモと観ずる）ように勧めることも技術界では行われていて、「身になる法」はそれに似ている。

五番目の特徴は、著者がおそらく意識的に「コツ」の名を選んだように、本書が江戸期の農書のごとく日本文化に馴染む経験の書ということだ。薄い本だが読者の精神状態や、人生経験、臨床経験に応じて連想によっていくらでもふくらむ本であって、およそ面接を仕事とする人は座右に備えてときどきほどよく本書の毒に当たると、身のためにも患者のためにもよいと信じる。

（「からだの科学」一一九号　日本評論社　一九八四年）

林宗義『精神医学への道――東西文化に跨って』（東京大学出版会、一九八四年）

林先生は、一九七九年来日して東京大学特別招聘教授として一年間過ごされた。その間、日本各地で講演を求められたが、本書は東京「清和病院」での講演をテープから起こし、私がある程度日本語として整頓し、著者の校閲を経て完成させたものであって、そのため、やや刊行が遅れ、いささか、責任を感じているものである。

林氏の歩んだ道は、おそらく、日本のすべての精神科医の道とは全く異なるものであろう。氏が、故国台湾に帰国した時、日本の残留精神科医は、好機とばかり急いで日本へ帰っていった。後に残ったものは経験三年の林氏唯一人と、戦災を受けた台湾大学、全島六〇〇万の人口に対して一五〇床の精神科病床であった。彼は、全くのゼロから一人で、しかも間もなく起こった二・四事件で進歩的土着知識人の父を殺されながら、その憤りを抑えて台湾モデルといわれる精神医学システムを建設する。次いで英米へ留学し、ドイツ精神医学の日本版による教育の限界をつぶさに知る。あたかも、アメリカ精神医療における開放化のみずみずしい発端期であり、その渦中にあって著者が次第に懐疑から確信に移行して行く過程の現場感が貴重な証言である。さらに、氏は、IPSSやICD9、DSMⅢ成立の裏話をも描いて、現在日本の一部に見られる国際診断基準絶対化にも実態を示してやんわりと過熱に水をさす。重要なのは氏の、きわめて漢民族らしく抑制と礼節をわきまえたものではあるが、日本精神医学に対する、よく読めば読むほど骨身にこたえる批判である。

はからずも、であるが、ドイツ・フランス精神医学界の人脈には比較的通じていながら、アングロサクソン精神医学には、論文はよんでも血の通いを感じにくいわが国の、少なくとも私の世代には、これらの世界をぐっとわが身に引きつける力があるのではあるまいか。本講演を聞いた日本人精神科医の中には、林氏が一から始め得たことを羨む者が多かったのを思いだす。われわれには歴史が積み重なっていすぎるのかも知れないが、しかし、林氏の置かれた状態は、けっして好意的な政府の下でもなく、理解ある大学人に囲まれていたわけでも、地域社会に偏見が薄かったわけでもなかったことを忘れてはなるまい。私が林氏と知り合いになったのは偶然であった。それはウィスコンシンに孤立した日本人患者を救出に国境を超えて行ってくれた林夫妻への、患者を羽田で受け取った医者である私からの感謝であった。

この著書は出版がやや遅れた。忘れやすい日本はもう氏を忘れているだろうか。私が、初めて氏の著書のために弁じる理由である。

(「兵庫精神医療」五号 一九八四年)

F・ノブロフ、I・ノブロフ『統合精神療法』（山口隆・増野肇監訳、星和書店、一九八四年）

この本を集団療法の単なる技法書として読もうとすると、まず、なぜこれだけの大部が必要かといぶかる人もあるであろう。読みとおすのが大変だという気がするであろう。八ポイント活字で二段組み四四〇ページ余りという本はいずれにしても簡単には読めない。読者も多少は訳者の苦労を共有するべきだろう。

それに、この本は、単なる技法の本ではないと私は思う。精神療法とその基礎理論についての著者の思索のすべてが投入されている。そしてそれは精神療法とその基礎理論のすべてにわたっている。しかも、すべてにわたって単に記述しているのではなく、著者の意見があり、批判があり、位置づけがある。この本の題『統合精神療法』は何重もの意味で「統合」なのである。

第一のそれは諸技法の統合。著者は単なる折衷主義ではないという。おそらく「アメリカ精神医学の最良の部分は折衷主義である」というサリヴァンの言葉を踏まえてである。だから技法の多様性に淫するものでないという意味のことを強調している。

第二は、個人と集団、労働と愛と遊びの統合を通しての治療であるという意味での統合である。

第三は、行動療法の基礎理論と力動精神医学の基礎理論という、基礎理論レベルでの批判的統合である。

第四には、この野心的な統合の基礎理論として、著者は出発点であるウィーン学団の「統一科学の旗の下」から離れない。著者の最初の論文は「決定論と意思の自由」であり、それは一九四一年というチェコスロヴァキアにとって最悪の年にその国で出された。

第五は、著者の厳格な思索と、苦しい、おそらく引き裂かれるような現実体験に鍛えられてこれらが統合されてきたということである。それは本書を貫く、あまり語られないが、赤い一本の糸である。

第六は、本書に集約されるノブロフの体系は、統一科学の一分枝であるべきだという意味である。ひょっとするとこれこそ著者の成就したかったことかもしれない。

著者は、ウィーン学団についていえば、遅れてきた青年であったはずである。学団の主宰者格の哲学者モーリッツ・シュリックは一九三三年に悲劇的に殺害され、学団の主力はシカゴ、一部はイギリスに移っていたはずである。一九二〇年代に、エルンスト・マッハ、ついで前期ウィトゲンシュタインに触発されて華々しく登場した、この科学者出身の哲学者集団の記憶は、しかし、まだ鮮明であったにちがいない。中欧の小国の医学生であった著者にとって、あのファナチックな時代の精神的支柱がウィーン学団の明快な主知主義であったとしても、それは非常によくうなずける話である。わが国でも、あの暗い時代にウィーン学団の論文集が「創元科学選書」の一冊として出ている。

著者は、ナチス体験の後、運よくイギリスに亡命する。イギリスで論理実証主義の最後の炎の燃え上がりを見たであろう。そこで、また、フロイトの強力な批判者アイゼンクに就き、ついで対象関係論の中心地タヴィストック研究所に学ぶ。この両極を体験しえたことは、あるいは外国人学生ゆえの自由かもしれない。

戦後、著者らは帰国する。まっていたものは一九四八年のチェコの社会主義化であった。これは無血革命といわれたが、外相マサリックの殺害を含み、スターリン・ソ連の圧力下に行われたことは歴然としていた。著者らは、ゴットワルト大統領治下のスターリン時代をどう生きたか。たまたま井村教授がチェコを訪問し、著者に会っているという。井村教授は必ずしもチェコ精神医学に満足されなかったようだが、著者は多くを語れなかったはずである。ウィーン学団は、マッハの流れを汲み、マッハはレーニンが『唯物論と経験批判論』において名指しで批判したものである。精神分析は、トロツキーの支持したものであり、そのために一九二八年以後、ソ連では弾圧された。ソ連最後の分析家は女性であったが、一九三八年に死刑に処されている。それはルイセンコの遺伝学、レペシンスカヤの細胞学（著者はチェコ風にスカと書いているが）、俗流パヴロフ主義の時代であった。著者は実践に拠って立つことで、精神的にも肉体的にも生き延びたはずである。そして社会変革の嵐の中での精神病理をつぶさに関与的に観察したはずである。

実践とは、プラハのカレル大学（訳者はなぜかフランス読みを採用している）と郊外のロペッツ（チではない）とを連係し（統合！）、精神科臨床と集団療法、それも作業療法と集団討論の結合を設計することであった。これが著者らの核体験となった。プラハの春以前の時期、チェコは学問的に東欧の先進国であり、東欧圏の国際雑誌はモスクワでなく、プラハで英露両国語で発行され、さらに免疫学のごとく世界を一時期、英国とともにリードした領域の論文は『ネイチャー』誌に頻繁に掲載された。それは英国とのきずなを持つ著者に幸いしたはずである。しかし、集団性（チェコ語で「コレクチヴノスト」(補注)）を前面におしださなくては、著者らの実験治療はそもそも不可能だったかもしれない。

優れた者は逆境に鍛えられる。彼らは経験を積み、思索した。それは締め木に架けられるような状況での体験であり思索だったかもしれない。しかし、そこで、労働の意義の重視、集団の治療力の発見（家族と一般集団の混合――これは西側ではしにくい発想だろう）、より理論的には精神内界と外界との区別の疑問視。知的にかなり粗雑な唯物論と無言で格闘しなければならなかったはずである。そのぎりぎりの答えが一元論としての「仮定的世界」であり、その内、精神療法に重要な部分を「集団図式」といい、「自己図式」はその一部である。「集団図式」は「役割図式」によって構成される。発達史的に生じたこの図式の歪みを治療するのが「矯正体験」(元来はサリヴァンの語)であり、治療は「役割図式」の三機能である「認知」「社会的訓練のモデル提供」「報酬と代価のシステム」を通してなされる。

したがって、著者の立場からすれば、自我心理学と対人(対象)関係論との対立は、ニセ問題である。同様に、個人療法と集団療法との区別も、おそらく、ニセ問題であろう。実際、彼は「自我」「自己」「同一性」をニセ言葉とする。それらは、「自己反応の空間的分布」である。

私の関心ゆえの偏りであろうが、著者の光にてらしてサリヴァンが新しい相貌を見せるのは快い驚きであった。著者によれば、内外面二分法の最初の超越者は彼であるという。晩年のサリヴァンの「個性の否定」「対人関係の数だけの人格がある」「意志の否定」など、アメリカ精神医学が拒絶反応を示した面が著者には重視される。ただ、サリヴァンは十分いわんとするところを語りつくしていないとし、その解説者はなおさらであるという。彼の著『精神医学と社会科学の融合』を理解し、さらに解明を進めた最初は著者らであると私は思う。思えば、ブリッジマンの愛読者、パヴロフ、ヴィゴツキー、動物行動学、認知理論を次々に紹介していったのはサリヴァンの主宰した頃の『サイカイアトリー』誌であった。彼は、新しい知己を得たというべきであろう。

このように書いて、著者が頭でっかちの理論家と誤解されることを恐れる。ウィーン学団の最良の伝統に従って、著者らは明確な言葉を以て実践的検証可能なことのみを語ろうとする。そこに著者の臨床眼が光る。理論の間にちりばめられた挿話からもそれを理解できる。

ウィーン学団の伝統がこのようなところに息づいていたこと自体が評者には驚異であった。それが、はしなくも、評者が一九七七年に訪れたバンクーバーの「デイ・ハウス」と結び付いていたとは二重の驚きである。おそらく、本書のような定式化は、大西洋を渡る際になされたと思う。亡命する欧州人は、何がアメリカで学問として受け入れられるかを熟慮したはずである。そこで、西欧のユング派夢分析家がTATの創始者になる。著者もはじめ学者扱いされなかったことについての不満を記している。この本に、アメリカ人の蒙を啓くという気迫が感じられるのは、そのためであろう。「大西洋の塩水に耐えたものだけがアメリカで生き残れる」——詩人ポール・ヴァレリーはやや皮肉をこめてこう書くのだが(『現代世界をみつめて』)、いささか、ソフィスティケーションの不足あるいは性急さを感じるのは、そのためか、あるいは評者の感覚だけの問題かもしれない。

(「集団精神療法」一巻一号　一九八五年)

補注

ソ連では「集団」という言葉は、多くを免責するプラス価値を持つ言葉であった。一九七七年、東欧圏最初の集団療法の論文集がレニングラードで編纂された時、ソ連の学者は「グループ療法（グルップナヤ・テラピヤ）」の名を嫌い、「集団療法（コレクチフナヤ・テラピヤ）」に固執したという（ポーランドの精神科医シウィアク・コバヤシ夫人のご教示による）。「一元論」も「よい」言葉であるが、「唯物論」を含意する。著者らは多少擬装的にこの語を使ったフシがあり、真実を言えば同じ一元論でもラッセルの「中性的一元論」に近いだろう。

土居健郎『表と裏』（弘文堂、一九八五年）

『漱石の心的世界』『甘えの構造』『表と裏』は土居五〇歳以後の新三部作をなすものである。これらには専門語も症例も現れない。だが決して評論ではない。氏は依然第一線の臨床家である。現に『表と裏』は、友人の精神科診療所所長によれば、出版後間もなく三人の患者が読んだと告げたが、そのうち二人は読んでよかったと述べた。精神科の書物で、患者が生きる参考になる本など、そうざらにあるものでない。

『表と裏』とには一四年を要したと序文にある。それはたしかに東大教授ついで国立精神衛生研究所所長であった土居にとって難題の山積した期間であった。しかし、この期間、土居は重要なワークショップ『分裂病の精神病理』を昭和四七年より創始し、東大出版会より年鑑として出版させ、自ら論文を掲載している。その第一巻の「分裂病と秘密」、四巻の「オモテとウラの精神病理」、一〇巻の「分裂病における分裂の意味」、一三巻の「オーウェルの『一九八四年』と分裂病」は、実際、『表と裏』の土台をなす論文である。

土居の思考の特徴は、多領域にまたがる概念や事象の関連の発見、骨太の論理を以てする定式化、簡明直截な結論にある。発想は時に鋭い感覚の俳諧を思わせる。その特徴は、氏の統合失調症論を独自なものとし、本書にもよく表れている。しかし、ここでは臨床は影を潜め、隠し味のごときものとなり、土居の専門にかかわらず精神分析も他の思想と同等の地位で論じられている。それがかえって治癒力を持つ機微は、本書を読み終えればおのずと明らかである。私自身、ある快癒感を以て本書を閉じることができた。

1

本書は三部より成っている。第一部「基本概念」、第二部「社会の中の人間」、第三部「秘密の意義」と、短いが意義のある終章「ストーリーは続くか」である。

基本概念の第一は「オモテとウラ」である。顔と心に代表される対概念で、顔と心が不即不離なるごとく、オモテとウラは文字どおり表裏一体の概念である。この二面性は視点のいかんによって相互に変換する。日本人が事態の二面性に敏感であるのは、西欧人が言葉の二義性に敏感であるのに対応する。しかし、言葉は隠しも顕しもする。ここで事態の二面性に即して考えなおすと、前に表現されなかった面が後には表現されて相互に矛盾することは大いにありうる。事実、言語の二義性は日本文化では西洋ほど問題にならない。だが、これは日本文化における言語への独特の鋭敏な感覚を妨げず、むしろ、その裏打ちをする。事態の二義性を反映した繊細な表現ということである。

第二の基本概念は「建前と本音」である。建前は取り決めによって成立し、その背後には建前によって合意する集団が存在する。この集団の個々人が背後で持つ思惑が本音であって、両者は相補的である。ただ困る事態は、本音に無自覚なために「本音がない」とする場合で、正義の名による行動の病理がここにある。本音の無自覚はその制御を不可能とし、本音がグロテスクな形でのさばる。西欧の公と私が画然と区別されるのに反し、この対概念は相互浸透的な二本建で、繊細な思いやりや気遣いの源泉となる。建前はおそらく甘え的心情を吐露できるか否かを決める枠組みとして登場したのであるからだろう、本来不安定な甘えを安定化させる力を持っている。この枠から外れた甘えは思惑として隠され、ここで両義性が構造化され、制御可能となる。この対概念は社会化の過程で成立し、建前は規範、本音は自我意識の表現である。

第三の基本概念は「制度と個人」であって、この西洋の対概念では制度が重く、個人が軽い。しかし個人主義も一つの制度で、米国では、制度と個人が矛盾しないのが建前であるため、その枠に入らない本音が陰で歪んだ行き過ぎを生じている。

このように土居は、相互に密接な関係にある相互浸透的対概念を基本概念とし、これによって現代の問題性を切ろうとする。私には、それは予想以上に成功しているように見える。

2

以下はその適用である。第二部の「社会の中の人間」では、本音のみに生きる漱石の『坊っちゃん』が「建前が身についていないと本音をふりまわしても自分を守れない」例となる。逆に建前一本槍の行きつく果てが鷗外の『阿部一族』である。さらに『リア王』を分析し、本音と建前の区別が分からぬリア王の悲劇は、王であることに慣れてオモテとウラのあることを知らずに来たためとする。これはついに自分が何者か分からぬアイデンティティーの危機に至る。現代でも建前の弱体化がアイデンティティーの危機を招いている。建前無視が古来の制度への懐疑を生み、帰属意識の稀薄化、社会的役割観念の液体化が起こり、自分が何者か把握できない。

楯の両面だが、本音の重視は私的世界を肥大させるかに見えて、その実、私的なものへの侵害を発生させる。私的世界は公的世界に保護されてこそ私性を維持できる。制度抜きの私性は結局侵害される。家庭は私と公を繋ぐ結び目であるから、家庭崩壊は建前と本音の分離をもっとも劇的に示す。離婚の過程を見よ。夫婦のいずれかが建前を他が本音を代表し、両者が分極化する。和合している夫婦は各々の建前と本音がありつつ家庭維持の一点で一致している。和合が怪しくなるにつれて起こる分極化の最大の被害者は子どもで、子どもには自分の中で建前と本音のけじめをつける機会が永久に去り、社会的ストレスへの抵抗力が減弱する。

オーウェルの『一九八四年』は、全体主義的傾向のみならず、現代に対する包括的告発でもある。彼の描く家庭の崩壊、私的世界の侵害の萌芽はすでに現存する。西欧における私的世界の侵害は著しい。日本がまだましなのは、日本の保守性よりはバランス感覚の賜物である。外国の風潮に迎合するかに見えて自己の嗜好を温存し、建前軽視自体を新しい建前として本音との平衡を保持するからだ。個人と集団とを根本的対立者とせぬ点がその根底にある。わが集団指向性は、個人のために集団の支持が不可欠だという本能的感覚である。

しかし、建前と本音の補完性が破れ、両者が鋭く対立し、本音一本でも行けず、新しい建前をも立てられぬ場合が起こる。帰属集団の数だけの社会的自己が一人の人間にあるのだから、これら相互の衝突も容易に起こる。また自己の統一は社会の統一、前者の分裂は後者の分裂となる。これは土居が最初に言ったことではないが、本書の文脈の中に置かれて新しい重みを持つ恐ろしい指摘である。建前と本音の多少の対立は包容可能だが、建前、本音、オモテ、ウラ、一切が不分明な混沌となると自己同一性を破壊し自我を解体する。

人間は古来これに対抗する手段を講じてきた。まず社会の分裂・対立を極小化する政治的方法である。統一と平和への志向は常に存在したが、分裂と対立もその名のもとに起きた。その結果が現在までの失敗の重なりである。内部の統一と結束を図るためには外部への責任転嫁、外部切り捨てが早道である。これが達成可能だという錯覚があるが、その実、世界はますます一つに結合されつつ分裂しており、こういう世界との関係を切断することができないので、外の分裂が内の分裂に無際限に繰り込まれてくる。

第二は、分裂した社会を超越しようとする宗教の試みである。真に宗教の名に値するものは、現世あるいは日常性の超越という建前の設定を行う。イエズスはピラトの「汝はユダヤ人の王か」との問いに「我が国はこの世のものならず」と返答する。しかし、宗教が社会的勢力を持てば現世との関係を断てず、俗権に化したり、逆に俗との闘争が宗教本来の現世超越性を喪失させる破目になる。

第三の方法は創造行為による分裂なき小世界の創出であるが、効用に限界があるのは、万人が詩人になれぬとおり自明だが、創造者が物理的にせよ心理的にせよ社会の分裂に巻き込まれるからでもある。

一八世紀から一九世紀にかけて初めて二重人格を初めとする人格分裂現象が注目されたが、これは社会の分裂予防の工夫が無効化し始めた徴候である。フロイトは、心的葛藤の概念で、人格の分裂と多重化という危険物を無意識の中に封じ込め、精神分析的無意識概念で、人格分裂を見掛け上のものに留めたともいいうる。弟子ハルトマンは、内面世界への関心の増大自体が外的世界の分裂に抗して精神の統合を維持する試みであると指摘する。この成否に土居は「イエス・アンド・ノウ」という。社会学者リーフの「精神分析は文化の創出した孤独に耐える術の学習で個人的完成が不安定な時代に安定な性格を作る」という主張が現実には困難なのは、現実が無意識に過度に接近して現実の土台を掘り崩しているためで、ひとは孤独すら体験できず、個人主義が個人を代替可能な単なる員数に転落させた。普通人における分裂の例は『坊っちゃん』の主人公で、都合によって人間を善玉・悪玉に分け、甘えが満たされる相手が善、欲求不満の対象が悪である。本音一本槍がかえって分裂を呼ぶ例である。こういう人間がファシズムの好餌であることを指摘して第二部は終わる。

3

第三部は「秘密の意義」である。秘密が後ろ暗い意味で使われ出したのは近年である。秘密があってならぬとするのは西欧の一九世紀くらいからである。これに対し「秘すれば花」の世阿弥自身の解説を引いて土居は「秘密にする重要性は内容のいかんでなく秘密にすること自体にある」と指摘する。

心の病いの種々相を解く一つの鍵は土居の一九七二年論文に説くごとく「秘密」である。治療とは秘密との関係を自覚させる援助であり、彼等の秘密を探り当てることではない。結局安心して秘密が持てる時が治癒で、心の健康とは「秘密を持って落ち着いていられること」である。必要なことはいくらでも他に伝達してよいので、そのように伝達する自分に本来的に秘密が備わり、これは伝達しきれるものでなく、一つの奇蹟、天与の賜物とすることである。これが感覚的には「ゆとり」となる。なぜそうなるか。ゆとりとは心の内的自由度、遊びと真面目、自由と制限の間の絶妙な平衡の保持である。ゆとりの達成に大切なものは何か。それは何が自分にとっていちばん大事かを秘密に保つことである。古人の「自ら恃む」状態もこれに近いであろう。「秘せずば花なるべからず」（世阿弥）。

十数年前から、臨床体験は私に、統合失調症患者といわれている人たちがやけつくように求めているもの、自分たちが喪失したものは「ゆとり」であること、この言葉を患者が実にすなおに口に出すこと、この事態を真実と容認することを教えた。治癒の進行の尺度として、治療する者も患者も安心して用いうるものはこの内的感覚であった。一般に彼等はこの感覚あるいはこの喪失感覚に実に鋭敏であった。さらに、不用意に患者の秘密を奪うことがいかに患者を弱くするかを私は多く見てきた。土居の慧眼は私のささやかな臨床が大いに支持するところである。

土居が、秘密と魅力について述べるのもまさにしかるべきことである。漱石の『こころ』において「先生」に「私」が感じる魅力は「先生」の秘密に淵源する。子供の幼い時、親子相互に相手がよく分からないが、これは親子の緊密さを妨げない。逆に秘密の減少とともに断絶が起こる。「先生」の秘密を受け取った「私」が先生に幻滅を感じなかったのは、まさに秘密を秘密として受け取ったからであった。そして「先生」は「私」への愛の告白とともに秘密を告白したのである。秘密の告白と愛の告白とは本質的に同じだと土居はいう。愛によって人は一旦孤独になる。相手が愛の秘密を守ることを見極めて始めて愛の告白が可能となる。しかしさらに重要なのは告白してのちも相互の秘密を尊重することである。愛の告白の後は甘えが卓越しても、なお甘えそのものが以心伝心、言語を迂回せずに成立する秘密的感情であり、この一見膚接的な感情は本来的に心の秘密に関係している。第三者にはつまらぬ親子・恋人の会話が当人に尽きない豊かさを持つのは、美しい愛とは秘められた愛だからで、すべてをあらわにする現代はかえって愛において心を真に開くことを困難にする。

4

終章を土居は「ストーリーは続くか」と名づけ、フロイトゆかりのエディプス伝説を取り上げ、彼の悲劇は、運命（父殺しと母との相姦）が不可避なところになく、彼が神託によって未来を先取りしようとした点にあるといい、さらに「大体、先を見届けたいと思う時は、すでに絶望が兆している。……（そういう時に）限って、悪いことしか見えて来ない。そしてそれを避けようとすれば、絶望から逃れようとして、ますます絶望が募るように、予想された不幸を却って招く結果となる」。この土居の指摘には統合失調症の臨床から大いに思い当たることがある。木村敏が「先走り」（前夜祭）と表現し、私が「患者はますます未来に向かってもっとも微かな徴候や遠い可能性をもっとも重視してそれのみを見つめて戦慄しつつ病いの中に入って行く」とした、統合失調症発病直前の状態である。予知への希求は存在の根拠に秘密を認めず認められない状態で、これではストーリーが読めず、未来が開けない。先が見えないことの恵みによってわれわれはまだストーリーが続くと希望しよう、――われわれ個人の死を超えて、核戦争を超えて、宇宙の死をも超えて、と土居は結ぶ。

土居の著書は、すべて厚い本でなく、平明に見え、教養としてちょっと読もうかという気にさせる。実際、彼の本がベスト・セラーになる理由はそこにあるのであろう。しかし、再読、三読に堪える本、人それぞれの問題に思いがけない光を当て、しかも不安にさせるのでなく、一種の治癒力を持つことがロング・セラーになる理由であるはずだ。煽情でなければ脅迫が多くの〝警世の書〟の常であり、真に世に資する書であるかどうかが疑わしいものも多い中で本書は稀有な光を放っている。ただ、評者の老婆心は、この書が、『甘えの構造』の一部の読み方のように日本人の夜郎自大――ナルシシズム――をくすぐるために読まれないことである。部分的、分裂的に読まなければ決してそういう読みは不可能なのだが。

（「文化会議」一九三号　一九八五年）

大貫恵美子『日本人の病気観——象徴人類学的考察』（岩波書店、一九八五年）

この本は、文化人類学者が、日本の医療を実地に調査し、それをもとに、日本の医療を切ってみせたものである。対象によって名づければ「医療人類学」、手法によって言えば「象徴人類学」ということになる。

さて、この稿に限り、著者と領域の近い学問の徒でなく、何と「調査対象」の「日本の医者」である私が筆者として指名されている。「原住民」に読ませた文化人類学の報告である。「調査対象」の特権として、「なるほどこれは自己認識に役立った」と思ったことを主に書かせていただくことにする。重要らしいが「原住民」にはよく分かっていない学問的なことは幸い他に多く出ている書評に譲ることにしたい。

1

思わず「ああ、そうか」と目から鱗の落ちる思いをした点が少なくとも二つある。一つは、西欧人、ここでは米人だが、身体に対する精細な意識がないということである。日本の現代の漢方医学で日常行われている「肩が凝るか」「腰が冷えるか」のたぐいのアンケートに答えようがない、そういうことは考えたこともないから、という記事である。これにはうなった。

西欧人は肩が凝らないらしいことは、医学生時代からうすうす感じていた。それに当たるドイツ語表現がなかった。先輩はいろいろ苦心して表現していたが、ドイツの医者には多分まったく通じず、われわれをもニヤリとさせるようなものだった。その後、ドイツ語を使う習慣は廃れていったが、「肩凝り不在」には興味を持ち、米軍基地出入りの按摩師に尋ねたこともあるが、「凝っているのだが自覚しない」とも「彼等は肩だけでなく背中全体が凝っているのだ」とも言われ、今一つ要領を得なかった。在日十数年という宣教師に聞いて「最初は日本人の話に盛んに出てくるが何のことか分からなかった。今では私も立派に肩が凝りますよ」「大体一〇年日本に住むと肩が凝りますね」という答えが返ってきて文化の問題と知った。西欧人が腹部には特に注意を向けないのを教わったのはこの本で、本が出てから土居健郎先生とお会いした折に話題にすると、さすが即座に「彼等は身体は精神に比べて悪魔に近いと観念しているからな。習慣がこどもの時からついてるんだ。だから理論でも「身体化」という機制も低級と見るが、ありゃ間違いでね。むしろ高級な機制で、治癒性も高いね」と明快だった（文責・中井）。因みに「身体化」とは、精神の葛藤や混乱が身体の症状に出口を見出すことである。精神分析でいう防衛機制の一つで、上等の部類ではないとされている（最高は「昇華」ついで「内面化」。しかし昇華の危険な面を指摘したのは一九三〇年代のサリヴァンが最初である。代償性の満足だから充足して追求を止めることがなく、パラノイア的な煩わしい大義の人になったりするという、もっともな、そこここでよく見る事態の指摘である）。

私ごとで恐縮だが十数年前の研究に、統合失調症患者の回復期の始まりまでは身体的な違和感は意識にほとんど上らず、逆に身体症状と身体的な訴えの出現が回復過程開始の道しるべとしてかなり確実であることを時間的にグラフを書いて具体的に示した仕事がある。わが国の臨床では、その後多少活用されているかも知れない。当時から、こんな簡単なことを伝統の長い西欧で今まで誰も言っていないんだろうかと疑問であったが、伝統にないものはやはり見えないのであった。逆にわれわれは「西欧人の統合失調症患者はよくしゃべる。あれで統合失調症かね」という。国際比較研究に参加している日本の学者には「統合失調症はビデオを通らない」という冗談がある。ジュネーブあたりで西欧学者に見せても日本の診断が納得されないということである。病の現れの文化的相違の深さを示す事実である。

ここから目下議論の喧しい「薬漬け」現象に目が向く。神戸には（この文の執筆当時）英国人医師で日本人を診ている人がいて、よく話を聞いて一剤くらいの処方なので、保険が利かないのに、先生でなきゃという人がいる。日本人には「身体を〝汚す〟」と化学物質を身体に入れることを恐怖する面がある。医師の中にも結構薬は飲まない主義の人がいる。他方、治療の物態化である薬を求める強さも相当であり、生活指針を紙に書いて渡して「これも処方ですよ、薬だけが処方じゃありませんよ」といっても怪訝な顔をされて「薬は？」と言われる。清潔観も「物態化」も本書の問題とする点である。

精神科ではなるべく一剤せいぜい二、三剤を使うのが建前である。国際的にそうであり、統計的根拠もある。しかし、患者の持参する紹介状の処方を見る度に建前と実際とは大違いだなと思う。この事実は経済的理由だけでは到底理解しえない。漢方の影響、戦時中「乏しきを分かつ」式の処方で入手しにくい特効薬を入手しやすい薬に混ぜて極少量用いたこと、敗戦直後の薬には不純物が多く肝臓障害などが多いから危険分散のために似た薬を少量ずつ処方せよという思想があったこと（実際は不純物のせいより栄養不足だったろう）。ついでながら日本医学の深層に漢方の伝統は実に強固である。私は大阪大学でインターンをしたが、ベルリン大学のコピーから出発した京大医学部という学校出身の私をまず驚かせたのはその処方集で、薬の名は漢字一字、たとえばアリナミンが「有」、クロールプロマジン（商品名の一つがウインタミン）が「冬」であり、これを縦にすらすらと書き流して最後に「散」「水」と剤形を書くのは漢方の処方そのままであった。

しかし、わが日本の患者の訴えが西欧人の身体の訴えと比較にならぬ精細さならば、患者の訴え一つに一つ薬を出していたら、いずれにせよ一枚の用紙で書ききれない処方が生まれるのが道理である。しかも不幸なことに西洋の palliative therapy を「対症療法」と先輩が訳してしまった。これは「外套で被う」というのがラテンの原義での「苦痛押さえ」であったのに——。日本人には、薬の戦略的使用を行い、同じ「対症療法」でも勘どころを押さえる臨床眼が西欧よりもさらに必要であるはずだが、患者の訴えにそれで対抗できるかどうか。薬の数は医者が患者に抱いた不安に比例するとも、患者に言い負かされた回数の跡ともいう。

2

第二に教えられたのは、精神科の講義のしにくさの打開法である。私は自分の講義の感想を試験の際に問うのだが「面白いが雲をつかむようだ」とある。これは私の話し方だけのせいと思ってきた。はたと気づいたのは、本書にいう日本人の「物態化」で、要するに医学生も日本人。目に見えないものは苦手であるが、精神科は目に見えないものについての医学である。工夫して、私は不眠症から始め、睡眠、覚醒、意識、意識障害、無意識と進めて見た。すでに講義と実習を済ませている生理学、薬理学を各所で引用したり、学生に問うて進められる便もあってか、居眠りが激減した。ただ、意識のところでは「分からない」が学生の顔に出ていた。著者によれば、物態化とは可視化だけでなく「非精神化」でもある。日本の学生の観念では、科学とは「非精神化」である。意識を問題にする精神医学ではそれでは済まされないが、概念の理解自体が苦心のわりに効果が薄い。患者、家族への説明にも苦労する。抜いた歯を見せるように行かない。

そのほうの救いは、一つは本書の指摘する平衡と健康との関連で、患者や家族向きに薬の説明にも病気の説明にもよい。もう一つは対人関係への興味と敏感さで、これを導入に使うと精神科の病の講義がしやすい。「精神医学とは対人関係の学である」と主張するアメリカの精神科医サリヴァンの著作に根強い人気があり、一九五〇年代からほうぼうで読書会がなされているのも、このスローガンに日本人には身につまされるほどの近さがあるからだろう。実際、患者あるいは家族などが精神科の病気・病人を理解するのは、主に患者の置かれてきた状況が対人関係のことばに翻訳できた場合である。対人関係が本書であつかわれていないのは、この部分の伝統的基礎が、医療でなく、相談文化とでもいうべきものの伝統につながっているからではあるまいか。

啓発された点はいろいろあるが、ここでは二つの例をあげた。調査対象の範囲の者に多くの示唆をもたらす文化人類学の仕事はそうざらにない。これはかなりの賛辞に値するのでは？　もちろん調査対象の医者のために書かれたものでなく、実に本書は、健康観、病気観を通して日本人の姿を映す、すこしはのぞくのに勇気がいる鏡であるが、その勇気は報いられてあまりあると私は思う。

（「文化会議」一九六号　一九八五年）

外口玉子『人と場をつなぐケア——こころ病みつつ生きることへ』

（医学書院、一九八八年）

著者は、相手の身になることができる人である。あるいは、発想の原点を患者に置くことのできる人である。患者から見れば世界がどうみえるかが、みえる人のようである。見えるだけでなく、それをメッセージとして捉え、適切な応答を思いつく人である。広義においては立派な精神療法家といえるであろう。

自己臭症患者のB君が著者と近くの公園に散歩をして、大木の幹によりかかり、頬を寄せて「ふるさとの匂いがする」とつぶやいた時、著者は、彼が「臭いの訴え」から解き放たれたと直観する。その他、さまざまなページで、著者は、対人感覚を、ほとんど花の匂いのように感じる素質の人ではないかという推定をさせる個所に出会う。「かすかな手ごたえ」とは、本書で目につく言葉である。

もっとも、かすかな徴候を感受できる素質の人で、骨太な現実性を発揮できる人はまことに稀であるが、著者は、なかなかの現実感覚の持ち主でもある。たくみに根回しをし、段取りをし、待機し、そして一挙に相手の心の琴線を捉えるカードを示す。そのタイミングの読みが、また適切である。

本書は、成熟の年齢に達した著者が、来しかたを振り返って、その道程をたしかめ直そうとする意味を持ち、そして同時に、後に続く者へと言い置くという含みをも持つのかもしれない。この人がせいいっぱい頑張っていた、若々しい保健師、看護師であった時期の体験の比重が大きいという印象を持つ。そこに、いくばくかの感傷が匂わないでもない。しかし、この本の著者が後ろ向きであるという意味では決してない。著者は、新しい看護の可能性を求めて、この本をしめくくっている。

本書は、電話でのやりとりに始まり、次第に関係性の深いものに至る構成になっている。最初の四章は主に人と人とのかかわりであるが、第四章の家族を含む関係の場から一転して、第五章は、看護の場、第六章は地域ケアという場が前面に出てくる。著者によれば「病棟という場は、目に見えない形で集団の力と力がぶつかりあい、渦巻き、その場に加わっている者たちをさまざまにつき動かしている場」であり、著者はこれを「磁場」と呼んでいる。まことに、この場は目に見えがたい。若い医師がたえず戸惑うのもこれであるが、個別ケアを看護師が貫徹しようとする時の、この磁場の動きは予想に余るものがある。若き日にこれをやりとおしたのが、一七四ページ以下のA君の話である。黙々と一人運動場を走っている「修道僧のような感じを与える」若い青年患者にシャワーを浴びさせることに成功するまでの物語は、多少現場を知る私としては驚くばかりである。ここでも、著者は、目に見えない関係が「よく見える」人である。あるいは、著者にとっては、対人的現実はほとんど可視的であるのかもしれない。

著者は、私に、アメリカの看護の世界は非常にサリヴァニアンですよ、と語ったことがある。実際は、著者自身が、その資質と受けた訓練からしてサリヴァニアンであると言いたかったのであろう。サリヴァンの治療逸話には、著者の接近法に通じるものがいくつかある。サリヴァンは、もう少し辛口であるかもしれないが――。

この本は、精神科看護師、精神保健相談員のために書かれたものであろうが、精神療法に実践的関心を抱く人々にひろく読まれる価値があると思う。流れるような、時には磁場のようにめくるめく著者の文体は、ページの下のほうに記してある要点と巻末の「キーワード集」によってタガを締められている。これらが「動詞」で終わることの多いのに注目したい。著者はいつも「動詞で考える人」のようである。

（「季刊精神療法」第一五巻四号　一九八九年）

西園昌久『精神分析治療の進歩』（金剛出版、一九八八年）

この書評の目的は著者のかがやかしい履歴を紹介するところにもなく、読者に本書を読む労を省かせるためでもない。与えられた紙幅があまりに惜しいからだ。

本書は著者の一九八三年からわずか五年間の論文を集める。その間、内外多種の激務にもまれているはずの著者が一巻をなす量の緻密な論文を世に問うていたのは、それだけでも驚くべきことである、しかし、それだけではない。平凡な書名と思われる方もあろうが、ほかならぬ一九八三年から一九八八年という時期に『精神分析の進歩』なる著作を世に問うことは、一九五〇年代、六〇年代に同一題の書を編むことと大いに違う。統合失調症を含む精神病を見据えてとなればなおさらである。

おわかりだろうか。この時期、気を滅入らせる主張と批評と影と囁きにさらされてきたわれわれである。本書は私に久しぶりに血の高鳴りを覚えさせた。百戦錬磨の著者の現在の意気軒昂さには、快い不思議さがある。読みおえた今、私は思う。それは、まず積極性である。実践親近性である。まとめて申せば、骨太の、一貫性のある、現実吟味性の高い

「実践的積極主義あるいは楽観主義」とでもいうべきものがある。そうでなくて、誰がたとえば「統合失調症の治癒可能性」という論文を書くか。

はたして、われわれは今、なすべきことを尽くした上で精神分析あるいは力動精神医学の背丈を低く見積もり、ついには見限ろうとしているのか。本書の一つの眼目は、精神分析あるいは力動的接近法を、生物学的、文化社会学的平面を含む、より大きな文脈、しかしあくまで臨床的・実践的な文章の中に置き直そうとする。著者は、薬物治療で症状が取れたとしても、患者はそれでよしとしてよいのかという。ここに人間とはそういうものではないはずだという、著者の基本的感覚があると私は思う。一方、著者は、精神分析の独走を否定し、例えば、性格の基底に生物学的水準の反応特性を見ようとする。著者の出発期の仕事が「薬物精神療法」であり「精神分析と森田療法の治癒力の比較」であったことが思い起こされる今、著者は、限定形容詞抜きのすぐれた精神科医である。精神医学界の領導者の一人であり、著者の見識が分析親近的な人と否とを問わず、ひろく理解され、支持されているのも、それがあってのことである。他方、著者の見解は、その主宰する福岡大学の精神科病棟に具体化(materialize)されていると聞く。そのような言行一致への努力は、九州人の最良のモラルの一つであると私は思う。

本書は、自教室の業績をはじめ内外の最新の成果をちりばめた明快、正確、そしてフェアなレビュー集と見えるかもしれない。しかし、それは本書のおそらくは裾野的部分である。そして、もし「啓蒙」ということを高みから読者に向けて説くものとすれば、本書の姿勢は、むしろ、読者と同じ方向を向いて問題を見据え、読者と共に前進しようとするものである。それは、著者の治療あるいは教育の姿勢と同じではないかと思わせる。

著者の論文の構成は、おおむね、広い文脈の一般論的序論に始まり、次第に網をしぼってゆく。新しい切り口を見せる発想は、結論に近い部分にむかって、密度が高まってゆく。本書は、めまぐるしい連想の渦中に読者を誘い込まず、読者は、この過程を著者と共に悠々と歩めばよい。ここに著者が思考を煮つめてゆく時の特性の一端をみられるかもしれない。

本書にちりばめられた臨床的エピソードにはピリッとした味わいがある。これが、著者の故郷と聞く遠賀川の悠々たるに似た本書の本流を戦略的要所において引き締めている。これは、大局観ができる人の成熟の年の著作である。ここで大局観とは、目くばりの広さと共に、ここぞという個所の捕捉（pinpointing）ができる人である。たとえば「従来の分裂病の疾病モデルは急性伝染病である」という指摘と、それからの脱却の必要性に、評者はまったく賛成である。著者の提唱する「精神科養生論」に至っては、評者は実にかつて同名の書を準備したことがある。私とは現実処理能力においては雲泥の差があるであろう著者の発想の原点の少なくとも一部に共通なものがあることは、私には「快い驚き」（bonne surprise）である。しかし、私と思いを同じくされた方であろうとなかろうと、本書は勉強の手段だけではない。これは、萎縮しがちなおのれに気づき、そのような退嬰性は百害あって一利なく、実はわれわれの前にはなすべきこと、なしうることは洋々と横たわっていることを感じさせてくれ、おのずと士気を高めてくれる契機となりうる。私は「精神医学の冬の時代」における著者の気迫を、何よりも貴重なものとする。

著者は、世界の精神医学界の内情をよく知り、それを踏まえて発言している。地理的・言語的隔離からなお充分脱却しているといえないわれわれには、西欧語の論文はえらい人のありがたいお筆先に見えてしまいがちである。本書は、それをいくぶん解毒する効能もあると私は思う。

（「季刊精神療法」第一五巻二号　一九八九年）

霜山徳爾『素足の心理療法』(みすず書房、一九八九年)

この本は四十余年の長きにわたって、わが国の心理治療の道を先達として切り開いてこられ、本年春、上智大学名誉教授となられた霜山徳爾先生の、自ら言われるところでは「白鳥の歌」である。

「素足の心理療法」とはいかなる含蓄なのであろうか。さしあたり、著者は「靴をはいていないこと」だという。「靴」とは、さまざまな心理治療の学派のことである。戦後いち早くドイツに留学され、内に外に多くの学派の領袖と出会ってこられた著者は、ついに、特定の学派の「靴」を履くことはなかったと、そう述懐される。

では「眼鏡」ということばでもよいではないかと考える人もあるだろう。「色眼鏡」と俗にいうではないか。いや、「眼鏡」は認識と批評とに相応しく、行動と提言だから「靴」なのだ。まずはそうであろう。しかし、言論の世界ではいざしらず、心理治療の実践において「靴をはかない」ということは不偏不党という気楽なことではない。自分の素足で歩くということは「雪の上を裸足でよろめいて行く」と述べられてあるとおり、何によっても守られていないということである。では何に対して守られていないのか。学界の論敵などではない。何よりも病む人からの巨大な否定の風に対してであり、それに呼応する自らの中の、病む人の運命の乏しさへの無力感に対してである。心理治療者にして中年にペシミズムを経験していない者はないはずだと著者は言う。実際、多くの心理療法者は「燃え尽き症候群」に陥る。著者は、その多くを目の当たりにしてきた。なぜ、それでも心理治療者なのか。

著者は、この「白鳥の歌」において初めて、ついに自分は素足のまま歩きとおしてきたのだと告げる。また、心理療法は人生の後半に至ってようやく熟してくるものであり、「人間への深い愛情と人生に対する重いペシミズム」とを併せ持って、たとえば「人の仮面をもやさしくいとおしむことができるようになる」。

「素足」とは、何よりもまず、ひりひりとした新鮮な感受性である。また、正確な平衡の源泉である。総じて、大地の直接の感覚である。心理治療が、今、党派性よりもむしろマニュアル化によって「素足の感覚」を失おうとしている時、「素足」のこの含蓄はにわかに大きな意味を帯びてくる。さらに、大地の感覚は「地下の異次元世界に通じ」その底から患者を仰ぎみる感覚をも授けてくれると著者は言う。著者は、そのふるえるような繊細で的確な感受性を磁石として心理療法の道を歩んできた。それゆえに素足なのである。それは他者に向かうとともにおのれに向かう感受性であり、自然と文学への常識と不可思議への感受性である。それらが、この本をこまやかに織りなしている。

しかし、この本は、叙述的というよりも示唆的である。私が思い合わせるのは、著者の愛する詩人リルケの、「山に登った人は山の土を大量に持って帰りはしない。リンドウの花を一輪だけだ」という一句である。この本は、単独者としての生と心理療法の営みとにおける体験の巨きな山からもたらされたリンドウの花束である。これまで含羞のゆえに周囲のごく一部にしか語られなかった著者の肉声を聞く思いである。それゆえに、この本はまことに要約を拒む。

すべて、自らを省みて、心理療法者の陥る陥穽と矛盾と限界への、それとない教えの言葉である。心理療法者の陥るものの中には、そこに至って、それを生きとおす他ないものもある。戒めは、特に、カリスマ的に思い上がった治療者とマニュアルに従っていとも容易に治療ができるかのような治療者とに向けられている。この両者が世に迎えられながら、その陰で、心理療法自体が変質沈下しつつあるのが現状である。心理療法は、巨大な運命の否定性に抗するべくもない、乏しい、ひっそりとした営みであり、ただ、ゆずれない一線は、「人間は憎しみを分かつためでなく共生共苦の慈悲を分かつために生まれてきた」(ソフォクレス『アンチゴネー』)ことであると著者は言う。心理療法者に通じるものとして挙げられるのは、何と虚無僧であり、辻音楽師である。逆に、治療者がもっとも戒めるべきことは、傲慢(ヒュブリス)である。「まず害するなかれ」が、すべての治療と同じく、心理治療の基本であるのに、治療者の傲慢がいかに患者を害してきたことであろう。心理治療者は含羞を失えば致命的であると著者は強調する。

すなわち、ここに書かれているものは、技法以前の、心理療法の「通奏低音」である。それは、誤解を恐れず表現すれば「病む者へのつつましい（小文字の）畏敬」となるであろうか。実際の治療場面を重ねつつ、それを失わないことは易しいことではない。著者が「ダーティ・ワーク」と言うとおり決してきれいごとではなく、また水の上に字を書くむなしさを免れてもいない。「ロマンチシズムもセンチメンタリズムも出番のない、リアリズムのみが必要とされる」世界である。

著者は、国禁の書を密かに廻し読む時代に学生となり、苛烈な戦局に「見るべきほどのものを見」た後、戦後早い時期に米国でなくドイツに現存在分析を学んで、わが国心理臨床の草わけとなられ、広汎な影響を世に及ぼすとともに、数多くの弟子を世に送り出された。もっとも陽の当たらない施設などに著者のお弟子さんが好ましい臨床を営む姿がある。それを思う時、著者の言葉は新たな力を帯びて迫る。

一般の読者は、心理治療に携わる者の内面を垣間見て、その軌跡の、まことに「二河白道」であることにすくなからず驚かれるとともに、それぞれの自らの仕事と照らし合わせて、いささかの共感を覚えられるのではなかろうか。おおよそ人間的な営みに共通するものが実に多いからである。著者は、その感性ゆえにであろう、心理のむくつけき術語よりも、かねて書き留めた、実に聖書からギリシアの哲人、西欧の近代詩人を経て、わがなつかしい俳人、禅僧の言葉に多くを語らせている。これは、本書を、かえって一般読者に近しいものとしているという機微がありそうである。

（「文化会議」第二五二号　一九九〇年）

波平恵美子編著『病むことの文化——医療人類学のフロンティア』（海鳴社、一九九〇年）

医療人類学という境界領域は、人類学的方法によって、医療を人類の営みという、より大きな文脈において眺め直そうとする学問である。

なるほど、非西欧社会の医療は、文化人類学の初期から取り上げられてきたが、それは「未開人の思惟方法」を洗い出すためであった。現代における医療人類学は現代における近代西欧医学の衝迫を鋭く意識し、普遍的医学としての地位を要求するこの医学に対して多少とも批判的たらざるを得ないまわり合わせにある。

この分野において八〇年代における「二人の恵美子さん」の活躍は目覚ましい。すなわち、大貫恵美子さんの『日本人の病気観』（岩波書店、一九八五年）の衝撃と並んで、より若い世代に属する九州芸術工科大学の波平恵美子さんは、持続的に戦後世代の研究者を育て、海外の研究を紹介し、中川米造氏ら医師たちの「医療人類学」運動とも連携するなど、多面的な活動をみせた。

本書は、波平さんの編纂による、主に戦後世代の論文一一編の集成である。

一般に共同体の自尊心あるいは国家レベルの政治的理由からフィールドを得にくくなっている現在の文化人類学者にとって医療人類学の調査は格好のものかもしれない。かなり突っ込んだ調査にインフォーマントが協力しているのは驚きである。

五編はアフリカ、東南アジアの土着医療に関する報告である。ユタとオガミヤをめぐる各二編、キツネツキ、新宗教の各一編は、現代日本において個人、家族、共同体における非正統的な癒しを記述している。これらを通読すると、医療人類学が近代医療の非全人性、専門家性をステロタイプに批判し、文化的相対主義あるいは土着的医療の優位性をすら強調する時代は去りつつあり、近代医療、伝統的土着的医療、宗教医療、素人による相談が、相克し、補完し、相互浸透しつつ共存する実態を個別文化の文脈において明らかにすることを課題としつつ、人間における癒しの意味を考察しなおすところに進みつつあることを感じる。

一般人の癒しへの求めは矛盾したものである。内面など問題にされずに患部だけの迅速な治療を受けたいのも人性である。どの社会にもこの種の医学はあり、近代医学はその後継者であろう。本書のユタも頻繁に病院に通う。それは多くの人の苦しみを背負うゆえに当然とさえされる。しかし、人間の「悩み」は古来多様、無限、無際限である。本書の中で、星野晋は愛媛県のオガミヤの実地調査をもとにして、「病気」よりも上位の、必ずしも「異常」ではない、たとえば仕事の不満や貧窮ゆえの嫉妬をも含む suffering（〝悩み〟

とでも訳すべきか）の概念を提唱し、これが広い意味の癒しに対応するとしている。この一編は、本書の中でもっとも考えさせる内容を持っている。

この「悩み」に対する個人あるいは集団の対抗行動を考えると、現在では社会学の射程内にある公式・非公式の個人・集団の関与もあるだろう。また、ひとをさまざまな癒しにつなぐ自薦他薦の「相談者」「仲介者」の存在も重要だろう。これらなしに近代医学が円滑に機能しえない可能性がある。

限定された力である近代医学にもその対象をしぼりこむ周縁部が必要である。あるいは精神医学がその働きをしているかもしれない。評者によれば精神医学の対象は、病いのいかんを問わず近代医学が対処に困惑する人である。したがって、今やうつ病も過半数が内科で治療されるいっぽう、伝染病であろうと何病であろうと、その suffering が近代医療システムを困惑させるならば精神科が出番とされる。

もし統合失調症が簡単に薬物でなおるようになれば内科医の持ち分となり、精神科には別の suffering が割り当てられるだろう、と本書を読んだ一精神科医は改めて思う。

（「朝日ジャーナル」一八月三日号　朝日新聞社　一九九〇年）

シュレーバー『ある神経病者の回想録』（渡辺哲夫訳、筑摩書房、一九九〇年）

シュレーバーの回顧録が邦訳されるとは思わなかった。訳者から贈られて一驚した。すでに英訳仏訳があるにしても、私も含めてたいていの精神科医はそもそも原典に取り組もうとはしてこなかったではないか。

ハードルは第一に大部なことである。付録なども含めてだが邦訳で四六〇ページもある。第二に文体である。訳者によれば「夥しい数の従属接続詞が長い従属文章を巻き込んでゆき、その従属文章の中にもさらに従属文章が際限もなく組みこまれてゆく」。これは一九世紀ドイツ法律家の文体——あらゆる反論に予め備えた厳密さを目指し、鎧でくまなく武装した言語である。マックス・ウェーバーの文体に全く同じ文言が捧げられている。第三に、その構成と内容である。それが問題なのであるが、訳者によれば「要領よくまとめることなど（中略）土台不可能なのである」「安易な解説はシュレーバーの真理愛に対する冒瀆となろう」。「真理愛」——この言葉の中に訳者が五年を費やし「何度放棄しようと思ったかわからない」「苦業」を完成させた秘密があるだろう。それは、精神病患者の営みへの畏敬であろう。誰かがやらなければならなかった力業をなしとげた精神科医・渡辺氏には敬服する（なお本書は一九九一年二月、別の訳者により平凡社からも出版された。本書のような奇書には滅多にない偶然であろう）。

本書は、有能な法律家が、自己の禁治産を解除させようという具体的な目的のもとに、精神病院の中で自己の体験を精密な法律家の文章で叙述したものであり、その中には当然、妄想も、もっと直接的な精神病的体験も、精神病院の日常と並んで詳細稠密に述べられており、そういうものとして唯一無二の地位を占めている。多くの知識人にとってはこの手記を大きく取り上げたフロイトおよびエリアス・カネッティの名と結びつけて記憶されているはずである。

ダニエル・パウル・シュレーバーは、一九世紀ドイツの有能な司法官であった。一八八四年、四二歳の時、地裁所長からドイツ帝国議会選挙に立候補して落選、一カ月後に最初の精神変調が現れ、ライプツィヒ大学精神科においてフレヒジヒ教授の治療を受けて六カ月で退院、復職する。しかし九年後の一八九三年、五一歳の時、ドレスデン控訴院長に就任してほどなく再発した。同じ教授の治療を受けたが回復せず、翌年ゾンネンシュタイン精神病院に転院となった。実際、今日では稀なほどの重症を示し、その「咆哮」の凄さのために病棟から三〇〇メートル離れた小屋に収容しなければならなかった時期もあったという。一九〇〇年本書の執筆を開始し僅か七カ月で完成、法廷は禁治産の決定を破棄し、彼は妻のもとに退院した。判決文はきわめて開明的なもので、精神的欠陥を認めたまま当事者能力ありと判定しており、これがなければ、一九〇三年にライプツィヒの一書店から本書が出版されることはなかっただろう。むろん、出版に値する文章を書ける専門的訓練と社会生活の長期経験後という稀有な晩発性の病人であればこその話である。また、ザクセン王国の高官のこのような著作は当時の話題とはなったであろうが、ウィーン在住のフロイトなる人物がたまたま入手しなければとうに忘れられたであろう。本書を今日まで残した第一の原因はフロイトの存在である（現存する原本は三部であると聞く）。

訳者の実感どおり、たしかに本書は容易に要約しがたく、反復と変奏と不整合と唐突な転換がある。妄想とは本来このようなものであろう。おそらく大抵は医師が断片的な言葉から妄想を要約し分類しているのである。うっかりすると医師は己の聞きたいものだけを聞いているおそれがある。本書の精細さは、この恣意を許さない。いっぽう、その多面性ゆえにほとんどあらゆる精神の理論のための素材がみつかるだろう。もっとも、そのためには、一見精密でありながら実はオモチャ箱を覆したように散乱した記述を辿らなければならない。

それを試みたのは、まずフロイトであった。統合失調症患者と直接接することを嫌ったフロイトは、本書に拠って長大な論文「自伝的に記述されたパラノイア（妄想性痴呆）の一症例に関する精神分析学的考察」（一九一一年——シュレーバーの没年でフロイトは彼らしくトラブルを避けて死を待ったのかもしれない）を発表し、これが彼の統合失調症論あるいはパラノイア（妄想）論の代表となった。それは同性愛感情の「排除」と妄想との関係を重視する。シュレーバーの繰り返し述べる自己女性化妄想は、当人によれば神と交わって世界救済と原初の至福状態を再現させるべく選ばれたためなのだが、これをフロイトは最初シュレーバーが敬愛していた主治医フレヒジヒへの後からの憎悪と結びつけ、フレヒジヒへの同性愛的感情の「排除」の結果とした。大学レベルでいちはやく精神分析学を受容したアメリカでは「潜在的同性愛」と妄想の密接な関係は一つの陳腐な公式にまでなった。それは過去となったが、今日なお本書は精神分析を論じる者にとって決して通り過ごせないものであり、たとえばラカンは本書抜きでは語れないだろう。

精神医学の枠外においても、エリアス・カネッティは大著『群衆と権力』（一九六〇年）において、本書を「巨大権力とそのカタストロフ感覚」の好例として取り上げ、ムガール帝国の皇帝ムハンマド・トゥルグの後にシュレーバーをとりあげて詳細に吟味している（邦訳下巻二五一―二九三ページ）。絶対権力者シュレーバーは、神をも凌ぐ存在、巨人、唯一の生きている人間であり、他の人間はすべて矮人であり亡霊であって、おのれの巨体の中に吸い込まれ消失する一方、おのれはまたありとあらゆる手段で脅かされ迫害され、破滅の脅威に戦《おのの》かざるを得ない。

カネッティは「権力欲なくして妄想なし」という定式を述べる。至言だと思う。臨床的にも超俗的な妄想というものはない。必ず世俗的欲望とのつながりがある。たとえば「神」が博士号を請求してくる。妄想はどこか「キッチュ」である。宗教的妄想もすべて謙抑性だけは欠けている。しかし、臨床で診るつましい欲望の患者だけならよい。カネッティは「シュレーバーはヒットラーを予告していた」という。ヒットラーだけではない。「医師団の陰謀」を妄想して侍医たちを逮捕させ、医療を受けられずに床に倒れたまま死んで行ったのはスターリンであった。

本書の完成は社会的にシュレーバーを救った。しかし、ことはハッピー・エンドではなかった。本書出版後六年、相次ぐ母と妻の死の直後に再発して入院し、四年後の一九一一年春、肺炎で世を去る。六八歳。隔離室で汚物にまみれての死であったと聞く。最初の二回の発病は昇進が契機であるが、最後の再発は親しい女性たち、すなわち母的なものからの（死による）見捨てられである。

書評を準備しつつ私の頭の中で絶えず鳴っていたものは「狂者においては理性だけが狂っていない」というJ・K・チェスタートンの逆説である。しかし、それとともに、「正気を証明すること自身が狂気の証明になってしまう」という悲劇性をも思った。誰でもよい、疑う者の前で自分の正気を証明しようとしてみたまえ。次第にクレージーな言説に陥ってゆく自分を自覚するだろう。

本書は単に体験報告の書だろうか。私はフレヒジヒに宛てた「これをみてさとれ」「自分の気持ちを分かってもらいたい」という感情の動きを読んでしまう。シュレーバーはフレヒジヒを憎み切れていない。この感情はそれほど「排除」されているとは思えず、また単に同性愛とは思えない。そもそもフレヒジヒは、途中で彼を見放して精神病院に入れた元主治医である。本書を短時日で書き上げさせた原動力は、主治医への恨みと訴えと見返したい意地であり復権もそのためだったのではないだろうか。本書自体が一つのメッセージであり、むろん恨みと意地とは、土居健郎によれば「甘え」が姿を変えたものである――。母と妻のもとで年金生活を送っていた彼がこの二人を失った時、前二回と違ってもはや絶望しかなかったのかも知れない。

こう考えたとき、私の中で、精神科医達に解剖され続けた「怪物」シュレーバーに少し血が通い、「本」の陰に隠れていた人間の顔が現れていわば成仏したような感覚がふっと生まれた。

（「文化会議」第二六二号　一九九一年）

木村敏『形なきものの形——音楽・ことば・精神医学』(弘文堂、一九九一年)

著者は、日本を代表する精神病理学者の一人である。

わが国に精神病理学者は少なくないが、しかし、人工衛星から地球をみると人類の営みの痕跡は二、三個しか見えないというのに似て、国外からみるわが国精神医学は、なるほど脳の自然科学はあるが、精神医学固有の領域では、著者と精神分析学の土居健郎の他にはほとんど何も見えてこないのではあるまいか。

二人には、学界の中ではなかなか見えてこない大づかみな共通点がいくつかある。まず、自分の足で立った精神医学思想の建設に生涯を賭けたということ、その思想を早くから外国語(土居は英語、木村はドイツ語)で表現し、その思想が欧米において注目されたということがある。実際、主著は英独仏語にそれぞれの国の人によって翻訳され、ただ東洋の東洋人の発想として挿話的な話題になるのではなく、土居の「甘え」と並んで、木村の「あいだ」は kimurian という形容詞があるくらいに精神病理学の共通の資産の一部となっている。また、二人はともに一九七〇年代から日本の思想界に大きな影響を与え続けている。土居は文化思想を中心に、木村は哲学を中心にという違いはあるが――。

こういう存在が稀なのは、やはり、精神医学というものが欧米近代の所産である限り、日本人学徒としては「脱亜入欧」してたまたま顔と名前が日本人であるというふうになるか、国内限り通用の学者になるかいずれかの他に道はなかなかないからである。精神病理学が自然科学と異なり、その国の人文的伝統に深く立脚するものである以上やむをえないことで、哲学、文学と事情は変わらない。大学の講座制を一段一段昇っているうちに国内学者の道にいつかはいってしまうことも同じであろう。これは境界人として生きることの難しさを示している。

実際、土居も木村も、最後にはそれぞれ東大と京大の教授になっているけれども、歩んだ道は選良とは程遠い。二人とも若い日に帰国後の見通しがまったくない外国留学を行っているが、それは日本の学界への批判でもあり米国占領の文化的衝撃に対する反応でもあった。また、留学先において、欧米文化の強力な同化作用に対して屈するのでも拒絶反応を起こすのでもない第三の道を見いだした。それは代替できないおのれの思想を建設することであったが、その際におそらく決定的だったのは臨床体験である。臨床体験において は常に普遍的なものと個別的なものとの出会いがある。実際、二人の手初めはいずれも臨床体験にもとづく東西の比較精神病理であった。そしてそれぞれ一人の西欧の思想家と日本の思想家、すなわち土居においてはフロイトと漱石、木村においてはハイデッガーと西田幾多郎が彼らの肥料になった。

本書は、木村が還暦にして初めて出すエッセイ集であり、若い日の同人誌に掲載された音楽批評に始まり、読売新聞夕刊の連載に終わる。表題の『形なきものの形』は、かつて西田が列挙した東洋思想の特徴の一つでもあるが、また、副題「音楽・ことば・精神医学」の告げるように、木村が一貫して魅了され、取り組んできたこの三つが、いずれも形のないものに形を与えようとする人間的努力でもある。そして、この三つが木村の中では非常に近い。たとえば、時間論を軸にして構成されている木村の精神病理学の源泉が音楽であるということであり、患者理解の努力と外国語解読の努力との近さである。

生真面目な木村は、本書の中で彼の仕事のエッセンスを語っている。「男性原理と女性原理」では統合失調症の診断から説き起こし、人と人との「あいだ」があって初めて個があるということ、自己というものの実体は「あいだ」であって、自己の病としての統合失調症はこの「あいだ」の障害であることが述べられている。

統合失調症と躁うつ病との相違の木村的理解は「ブランケンブルク氏とクラウス氏のこと」にあるだろう。二人のドイツ精神科医を講演に招いた際の話である。クラウスさんは期日までにきちんと予定原稿を送ってきた。ところがブランケンブルク氏はさっぱり音沙汰がなく、来日しても観光を犠牲にして部屋にこもって未完の断片ばかりを寄越し、講演でも話はあちこちに飛んだが、後で読み返すと傑作だった――。つまりクラウス氏は躁うつ病の研究者、ブランケンブルク氏は統合失調症の研究者として名高いが、行動もそれぞれの病人に似ており、ひょっとすると、研究者というものは自分から最短距離の病気を研究することで発病を防止しているのかもしれない――という。この辺の人間観察は木村の特技であり、語り口もなかなかである。

「ハイデッガーのこと」では、留学時代にこの哲学者に会った際に覚えた不満を「精神病的なありかたを一貫して〝非本来的〟で〝頽落〟した存在様態としかみなさず、そこに本来的実存への絶望的な努力を見てとろうとしていたわたくしの考えとの非常なへだたり」と表現している。木村は何とか食い下がるが、すれ違いに終わっている。恐らく、哲学者と精神科医の相違がここに表れている。

このように木村の精神病理学が地質学でいう露頭としてあちこちに現れているのは当然だが、私と違って精神科医ではない人のほうが、それを離れてエッセイストとしての木村を正当に評価できるだろう。最近の自伝的なものの中には、ある穏やかな光が加わっている。

若い日の文章に戦後間もない青春を共に回顧される方もあるだろう。たとえば明らかにリルケの影響に満ちた冒頭の「或る手紙より」である。毀誉褒貶の多いこの詩人には確かに困難な時代の人間を勇気づけるものがあり、大山定一、高安国世訳のリルケが熱烈に読まれた時期があった。音楽体験とともに、精神医学以前の彼の源泉であろう。木村の源泉をさらに遡れば、こども時代に鶏を一羽一羽個別に飼い馴らしたと本書にもある、動物を含む、生命との交感あるいは共振力に至ると私は思う。

（「文化会議」第二六八号　一九九一年）

山口成良『精神医学論文の書き方』（星和書店、一九九一年）

科学雑誌編集委員の悪夢は、論文としての体裁の不揃いのゆえに独創的な業績を没にしてはいまいかということである。歴史の長い欧米には科学史上の反面教師として永遠のはりつけに処されている編集委員も少なくない。

我が国でも「論文のていをなさず」という添え書きと共に返却される論文もけっこうあるはずだ。もっとも「ていをなさない」だけのものが非常に少ないわけではない。さりとて、論文の体裁が整っておりさえすればよいわけではない。私の尊敬する友人は、論文を読後感によって二つに分け「なるほど」型と「それがどうした」型としている。この分類はきわめて調法である。後の型の論文が一〇輛連結（著者数が一〇人）になっているのなどは「ほんとうにどうしたんだろうね」と言いたくなる。

とはいえ、よい仕事が論文の体裁無視のために没にされるのはつまらないことである。私あるいはその上の世代の多くは論文の書き方をほんとうに知らなかった。一九六〇年代の初めのこと、ある国際雑誌に一発で受理された論文があった。当時としては希有である。

しかし、編集者からの返事には「covering letter を送れ」とあった。皆、顔を見合わせた。辞書になど載っていない。編集者に問い合わせればよいのに「それは国辱だ」というボスの大時代な横槍が入ったりしてとうとう幻の論文となって消えた。これは「編集者殿、拝啓今般貴誌に同封の論文をお送りしますからよろしく御審査ください」という添え手紙のことである。ところで読者はこの言葉はむろん御存じでしょうね。

本書は初心者向けとあるが、ベテランも読みつつひそかに顔を赤らめる個所があるはずだ。こういう本はたくさんありそうに思えてそうない。ましてメディカル・ライブラリアンでなく第一級の現役精神科学者が書くのは希有なことである。本書は「精神科治療学」という、編集委員の年齢が若い雑誌の依頼に応じての連載がもとであるが、大変なおねだりをしたものである。わずか七六ページの小冊子に論文執筆に必要不可欠なことが簡潔に過不足なく一読ですっと頭に入るようになっている。こういうことがいかに難しいか、あなたが使ったワープロのマニュアルとの格闘を思い出していただきたい。日本人は「マニュアル」を書くのが下手くそという定評がある。読むほうも重箱の隅を突つきたがる。description（叙述文）と injunction（行為指定文）との区別がついていないのではないか。しかし本書には両者の区別が明確にある。

小冊子だとてなめてはいけない。著者は「こういうものは短くなくてはいけない」との正しい認識のもとに、ほんとうの初歩から主要雑誌の投稿規定の相違、校正記号までをきっちりと収め、さらにのびやかささえ感じさせる筆致で「こうも言えるけれどこちらのほうが好ましい用語だ」というデリケートな点にまで触れている。ちゃんと読めばただの論文でなく気品あるいは風格のある論文になるはずだ。

私は、本書に著者の歴史を見る。「先輩にはまめな人がいて訂正をきめこまかくしてくれることがある」に著者の若い日を――。枚挙できないほどいたるところに論文執筆の苦心の歳月を――。文体と構成とに医学教育者の多年の経験を――。文章の温かみに後輩を思う医学指導者の心を――。「投稿規定をまず読むこと」の項に医学雑誌編集委員のにが笑いを――。そして、これは深読みかもしれないが、著者が海軍経理学校生徒であった、さらに若い日を――。戦前、外務省が候文を公文書に用い、陸軍が文飾の多い大言壮語に埋もれた文体をよしとしていた時代に、旧海軍は現実を簡潔でぴりっとした文章に表現していた。航海日誌がそうでなくてどうしようか。したがって海軍は例外的に立派な「マニュアル」を書くところであった。一例は長く使われた金井泉の臨床検査書で、海軍軍医学校のマニュアルの後身である。日本の臨床検査学は海軍に始まる。海軍で訓練された作家の文体は一目瞭然だ。本書にも潮の香りと船乗りの要領のよさと整理力と責任感とがあるのではないだろうか。一流の精神医学者だからといって必ずしも書けるものではない。

この種の本には論文を書くのを億劫にさせるものがないではないが、この本は多分書く抵抗を少なくするだろう。編集委員の苦労も少なくするだろう。この本を参照してほしいことである。こういう本が出るとやたらに論文が増えるだろうか。多分その逆だと思う。今書く必要に迫られていない若い人もさっと一気に目を通しておかれてはどうだろうか。四〇歳を過ぎると「論文を書かない人」から「書けない人」に変わりがちなものだ。では、なぜ書くかって？　それは別の問題である。

（「精神医学」第三三巻一〇号　医学書院　一九九一年）

小田晋『現代人の精神病理——私の臨床ノートから』（青土社、一九九二年）

この本の著者は、精神医学界では、さまざまな意味で著名である。司法精神医学の中心的存在である中田修門下の精鋭として、かずかずの重大事件の被告の精神鑑定を行ってきた。彼は「鑑定は永久に保存されるから、精神科医の仕事の真骨頂である、きみもやりたまえ」と語った。「司法精神医学」が彼の第一の柱である。一方、若くしてネパールのチベット医学について調査したことが彼の第二の柱「文化精神医学」となった。ここから本書の冒頭にある「現代精神医学は、現代社会が持っている狂気についての処遇体系であるのにすぎない」という認識がある。

第三の柱は、精神科治療であって、この面はあまり知られているとはいえないが、非常に熱心であって「電話を二四時間開放して家内と二人で取り組んでいる」という。「そこまではやめておかないと体がもたない」と私が忠告したこともあった。

以上の延長に多数の著作と社会活動とがある。学界で有名なのは、犯罪患者の「治療処分」賛成である。この主張はきわめて少数派であり「荒れ野に叫ぶ声」の感がある。私は見たことがないが「深夜テレビ」にも出演して総攻撃に遭っていたと聞く。一昨年春、高橋春雄という漫画家がこれを踏まえて「週刊文春」に彼を登場させた。精神科医として漫画に登場した最初の人であろう。そこではM君でなく彼が「アブナイ人」になっている。

学界随一の博識家である。若い日には大学の一室に寝泊まりし、本に埋もれて過ごしていたといわれ、締めたネクタイを忘れて重ねて締めた「二本ネクタイ」を初め、逸話にこと欠かない。これを注意したのが現夫人とか。

ジョークが大好きで、治療にも応用しているのは、本書にも出てくるとおりである。治療にはしばしばある軽みが必要で、患者と一緒に深刻になると患者を死なせてしまうこともある。彼の患者とのやりとりは絶妙だが、朴念仁が真似できないものだ。

大のネコ好きで「われ猫、猫、猫のみを愛す」と絶叫する。一方、もっとも愛読する本は「謡曲全集」で、実際、ある能楽の会の最初からの熱心なメンバーである。彼には悲劇の感覚とでもいうべきものがある。

こういうもの全部が集まって氏をつくっているのだが、一見、歳をとらない「大人子ども」にみえ、進んでイジメられている「イジメられっこ」の印象がある。同じ戦時下の「イジメられっこ」として、私には言葉以前にわかるところがあるのだが、学界で氏と激論する相手もどこか憎めないと思うらしい。しかし、学界では孤独な存在である。この孤独は氏が敢えて選んだものであろうが——。

この本はそういう著者が実際に経験した症例集である。元来雑誌に連載したものだが、鷗外の「カズイスチカ」を念頭においたとあるとおり完成度の高いものである。引用がきちんとしてあり、学問的な厳正さを踏み外さずに、しかも洒脱な味わいがある。最初の「猫とコンピュータ」は氏の猫好きを知る者にはニンマリとする出だしである。実際は、これはテクノストレスの話であり、コンピュータ導入の初期、融通の利かない原始的な機器を相手にさせられた中間管理職の悲劇の物語である。

以下各章にそれぞれ凝った名がつけられているが、第一部は犯罪と関係の薄いものである。主婦のストレス症候群、神経性食思不振症、オカルト、社員研修のための洗脳、新宗教への入信に続く精神錯乱と並べて、若い女性の夜尿癖と黒ずくめの衣装とが、アミタール面接によって義父による性的いたずらを避けるためであったことがわかる症例に至る。

第一部最後の章は偏執的な症例を集めた「男爵閣下たち」で犯罪と関係がある。自分は被害者だと主張して他者をつけ狙ったり、公訴が取り上げられないと担当者に意趣返しをする諸君である。心理テストでは病的といえないが、もっとも人々を悩ませ、精神科医を翻弄する方々である。こういう人が犯罪を犯した場合にどのように処遇すればよいかという問題は、彼がかねがね提起している、欧米なみの「治療処分」の是非に繋がる。

第二部の症例は、氏の仕事の柱の第一である犯罪精神医学により直接にかかわる、いわゆるシンナー嗜癖と、それによる軽重さまざまの犯罪であり、妄想者と善意の隣人との争いや宗教的信条による殺人であり、精神病院内部のボスに対して弱者が行う殺人であり、航空機事故を起こした精神障害である。氏が鑑定に関与した種々の事件が登場する。周知の事件もむろん含まれている。

精神医学では、プライヴァシーを守るために、個人的データ、たとえば住居地、年齢、家族の職業さえも変造することが求められる。ただ、裁判公開の原則から、犯罪被疑者のデータは公開であり、そこに提出される鑑定書は赤裸々な記録である。調書そのままではないが、著者の描写力は相当の迫力がある。表題の「現代人の」という限定を超え、精神病すら超えて、人類が繰り返してきた愚行の観を呈する。著者の筆も洒脱というよりは真剣そのものになる。

この辺になると、精神病者野放し論に立って危機意識を持たれる方があるのではあるまいか。その反対論としていつも精神病者の犯罪率の低さが持ち出される。

いずれも一面の論であると思う。

精神病者による殺人は少数ながら起こっていることも事実であり、殺人精神病者はなかなか退院できず、社会的に狭い人生を送るのが普通であるから、本人のためにもよい治療関係は重要である。ただ、よい治療関係、いやそもそも一般に治療関係にある時に事件を起こすことは少ない。発病の直前とか、回復後長期間経ってからとか、家に閉じこもって何十年も暮らした人であるとか、である。そして、気の毒であるが近親殺が多い。

何年か前、私は覚醒剤問題について当局と討論したことがあったが、廃薬後何十年を経て、ぱっと症状が燃え上がることがあって、その可能性を考えてまで「ふつう」の人を拘禁できず、予防を徹底するしかありませんなということになった。

他方、犯罪率の低さには、そもそも精神病患者に小心の人が多いのに加えて、リスクの高い時には入院しているという事情もある。それに、重要な因子は社会的なものである。精神病者による犯罪も社会一般の傾向を反映している。日本の犯罪率と殺人率の低さは著名である。青少年非行の更生率も高い。戦前はたいていの家が泥棒に何度も入られ、街頭で喧嘩の人だかりを見ることが多かった。戦後はそれほどではなくなった。これは何よりも社会の豊かさと福祉、そして関係者のきめ細かな対応によって達成されている。

精神障害はかつての結核のように裾野の広い病気である。大学教授、評論家、作家はもちろん大会社の重役いや創立者さえも経験者あるいは今も服薬中の方がけっこうおられる。自分は気づかないうちに自然治癒ということも多い。明治大正の偉人伝を読むと「神経衰弱」のために転地しているのが散見される。

たしかに精神病院にはまだ問題がある。重要なことは、病院が美しいか娯楽設備があるか二四時間開放であるかどうかよりも、もっと基礎的な、たとえば患者との面接の時間を医師がきちんと守るとか、病棟のボスは病院の催し物の主役には絶対につけずヒラでいてもらうとかである。薬物で症状が消えただけで、本人が外来に通院し自主的に薬を飲みそうにない時に退院させるのは論外である。派手な症状が消えたところからほんとうの治療が始まるのである。著者の例の中にはそういう初歩的な問題が露出している。

司馬遼太郎氏は「日本が外国に誇り輸出できるものはその危機感である」という。アヘン戦争以来、過剰なまでの危機感によって日本は維持されてきたということもできよう。著者はその伝統をついでいる。評者は、統計上の低さに安住するわけではないが、この種のことは吉田茂のいうように「水到って渠成る」と感じている。現在進行しつつある精神科医の世代交代が重要であると私は思う。

（「文化会議」第二七八号　一九九二年）

小川信男『精神分裂病と境界例』（金剛出版、一九九一年）

本書に生涯の代表的業績が集められている著者は、一九一三年生まれ、一九三八年東大医学部卒業の人であり、この半世紀に近い期間、知る人には常に畏敬の念を以って語られてきた統合失調症の精神療法家である。若き日は井村恒郎を先輩として、そのサークルにおいて談論風発であったと聞くが、終生精神病院の勤務医（国立国府台病院、成増厚生病院など）であり、研究会でも存在感を以って寡黙に座っておられることが多かったと序文に下坂幸三氏が述べておられるように、おそらく若い世代には、あのセシュエーの『分裂病の少女の手記』を共訳して世に紹介された方だというと初めて「あっそうか」という者もあるであろう。

一九六一年、「精神神経学雑誌」に掲載された「分裂病心性の研究」は画期的なものとして注目を集めた。統合失調症心性を理解するさまざまな立場を検討した著者は、器質的な変化にすべてを帰するのではなく、対人関係の中において見直そうとする。ここに挙げた二つの症例記述はきわめて詳細かつ具体的に、しばしば問答をそのまま記載し、それを中心に治療者あるいは家族との対人関係、社会関係とその変化とが浮かび上がるようになっている。ドイツ語の形容詞を連ねて患者の状態像を述べて足れりとしていた当時の精神医学臨床においては、今日のわれわれが感じるよりもはるかに驚くべき新鮮なものであったろう。特に発病過程の詳細さは今日もなおそのインパクトを失っていない。

二症例に共通なものは離人体験であって、著者は離人症における感情喪失感と不安とが共存する矛盾性を統合失調症発病過程において重視すべきであるとする。感情喪失感は「人と人との間に「作りだされてゆく」感情の喪失であって社会的であり、不安（依存、依存拒否）は安全保障感の喪失であって生物的である」。著者は離人症の感情喪失感と宙ぶらりんの不安感とから統合失調症心性における「両面性」に考察の糸を辿る。

著者のいう両面性とは、コンヴェンショナルな共通の現実への依存と自閉的現実（通常の現実の拒否、エイはL'autisme, c'est délire——自閉即妄想という）であるが、前者は「残存する健康な面」というような単純なものではなく、不協和な現実に面しているのであって、個々のアンビヴァレンツの根はおそらくここにあり、統合失調症の妄想（délire）と意識溷濁の譫妄（Delirium）の差もそこにあるとは著者の指摘である。この辺りは評者ももう一度考えなおしてみたいところである。ここから、著者は第三の大問題、すなわち統合失調症患者における時間性に進む。著者は時間離脱感と共感感情喪失感との密接な関連を、面接の際の現実（対人的つながりのある現実の代表）と病的（病者でなく著者についての形容詞）現実のどちらが正しいかわからなくなるところに見る。

さらに、著者は、接触と転移とについて述べ、器質的病者の終末状態においては見られないような情緒的共鳴、「なつかしい交感」が末期の統合失調症患者の特徴であり、それは「感情に満たされた空虚」（フォラン）ではあるが、相手によって接触性が大幅に変わるのが統合失調症患者である。統合失調症は一言にしていえば「われ‐汝」の現存が脅威される過程であるが、エンパシー能力が残っており、それが治療的出会いを可能とし、それにもとづく対話が心理療法である。統合失調症心性の理解を阻んできたものは、「なんじ」としてでなく「もの」として眺めるヤスパースの現象学的態度であり、フロイトの精神病者転移否定説である——そのように著者は結論する。

著者の論文を再読すると、一九五〇年代から六〇年代という、それまでの記述精神病理学の硬く冷たい殻を破って、生まれたての蝶のような感受性を以って、統合失調症患者との出会いの一こま一こまに目を開かれる思いをしていた時代がまるごと評者の中に蘇ってくる思いである。続く「離人症」という長大な論文は、『異常心理学講座』（みすず書房）に収録されたものであって、あまり構成や断言を好まないらしい著者が離人症の治療的交流を述べたもので、全体が流れるような勢いを持っている。評者は、著者の治療にはらはらするような臨場感を持った。このような立ち入った記述は社会的にもはや許されないであろうし、人間は一生にこのような論文をそう何度も書けるものではない。本書のハイライトであると思う。これに続く「精神分裂病の精神療法」は紙幅の関係でいささか意を尽くしていない感があるが、治療における転回のくだりなど、実際に経験するといかにもと思う。

境界例についての近年の仕事に触れることができなくなった。評者は、本書によく引用されている臺弘と同じく「境界例」という診断をほとんどつけたことがないので、この部分は他にはるかに適任者がいると思う。ただ、評者が翻訳したバリント（Balint, M.）の「基底欠損」という概念を引いて、臺に「二者関係に家族治療とはこれいかに」という疑問を呈せられているが、著者の答えもさることながら、周囲の変化が間接的に患者の二者関係に変化を与えるという可能性を評者は考える。もっとも、評者は、病むのは家族全体であり、たまたま病者として析出したのがＩＰであるという、家族療法家の考えに賛同する者ではないのでこういう言い方になるのであろう。

評者は、著者と面識を得ないが、ひそかに統合失調症の治療における先達の一人と仰いできた。統合失調症治療において一九五〇—六〇年代の英知が新しい形で再び求められる時期は遠くあるまい。その中に本書が数えられるのはまずまちがいないであろう。

（「家族療法研究」第九巻一号　金剛出版　一九九二年）

臺弘『分裂病の治療覚書』（創造出版、一九九一年）

著者ほど毀誉褒貶を多く受けた精神科医もまれであり、真実と誤解（たとえば氏を精神外科医と思うような）といずれともつかない批評と伝説とが著者の名と結びつけられている。その一部は著者のおそらく弁疏いや一般に自らを語ることを潔しとしない美学のためにいっそう強まっているであろう。等身大の著者を知ることが困難なゆえんである。

しかし、これだけは言える。本書の読書のような経験は精神医学書では実にまれである。評者の頭は励起された。絶えず問いが湧き、それに対して私の中の著者が答えるのであった。「このような仮説を立てておられますが、別のこういう可能性も同等の権利で考えられるのではないですか」「これは地域によっても階級によっても違うでしょう」「患者がこう言ったら私ならこうは応答しないでしょう」「再発ごとに賢くなる患者もありますよ」これに対して「きみ、ぼくがそういう仮説を考えていないとでも思うのかね」など。評者はまた答える――「いや、その仮説はもう少し先まであると思いますよ」これに対してまた「頭の中の臺」が答えて切りがない。

著者は「医学的」という括弧のつかない科学者であり、著者の栄光と苦難もそこに始まったのかもしれない。論文どころか、各パラグラフの大半、いや本質的には毎行が論争の書である。いや単なる論争家ではない。自然科学と社会科学、科学理論と臨床実践、ポレミックとプラクティス、鳥瞰と虫瞰とを統一しようとする強烈な緊張が著者を独特な存在にしている。

本書は四章よりなる。第一章は「理論の部」であり、「(自然)科学的精神医学を目指して」とでも副題を添えるべきであろうか。統合失調症問題の科学は、いかにして微小な機構的・機能的変化が粗大な、かつしばしば可逆的な言動変化をもたらすかの仮説樹立にかかっている。著者は、再発を条件反射の逆現象としての「履歴現象」という概念でとらえ、「フラッシュバック」現象との共通性に注目する。著者の功績は、統合失調症を「プロセス・モデル」から「再発モデル」に変えたことで、世界同時的に起こったが、わが国では著者に帰するのが正当であろう。

「機能的切断症候群」は、より新しく構想され、左右分離脳の研究に触発されて臨床経験を見直したものである。著者は、とくに「履歴現象」によるエピソード型記憶の読み出しの障害を強調し、また長期的な慢性状態とともに最近では微小再燃などの短期一過性の現象にも注目する。昨今の生化学的モデルに対して著者のモデルは構造概念を導入して生理学的である。現在は実験に大きな限界があるからである。著者は驚くべく広く世界の文献に当たって、各々の業績の射程をよく評価している。

第二章は東大における外来治療の報告である。著者は状況のもたらした制限を実験条件ととらえ、闘志を燃やした。それまで初診と再来とは同一医師が診ず、再来もその時々で誰が診るかを決めていなかった。状況をいかなるものというにせよ、少なくともその状況は東大（本院）外来を臨床的なものにしたという人がいるかもしれない。

生活臨床（生活療法）に関する第三章は、生活臨床を著者の最近のモデルによって確かめ直したものだが、端的な実践者でもあるという著者のひそかな自負が秘められている。ここで生活臨床全体を書評するわけにはゆかないが（創造出版から正続二つの大部な論文集が刊行されている）、狭義の生活臨床の他にも「生活臨床的知恵」というものがあって、それが活用可能なのは、森田療法の「森田的英知」と同じである。

第四章の「治療覚書」は、「臨床精神医学」に連載されたもので、本書の出版は、この連載が評判になったことによるのだそうである。もはや若くない著者は、おのれの臨床体験を語り、理論をかみ砕いて示す。重複はあるが底に流れるベクトルは正反対である。前三章は個別から普遍を目指すという方向性が強烈にある。この覚書は逆であり、対話的な穏やかさがある。

著者は、若いときには「統合失調症は治る、治してみせる」と唱えたが、今は病気とほどほどに付き合ってゆく方を考えるという意味のことを述べている。今なお健在な、打てば響く鋭さの上に、曖昧さに耐えて時熟を待つという精神科医としての円熟が著者に加わったのを感じる。

(「臨床精神医学」第二一巻六号 星和書店 一九九二年)

多田富雄『免疫の意味論』（青土社、一九九三年）

戦後の医学における〝免疫学の千葉大学〟は、〝ウイルス学の東北大学〟などと同じく、全国的な研究人材を生む特異点であった。著者はその第二世代の俊秀で、現に東京大学免疫学教授である。氏はまた『イタリアの旅から』（誠信書房、一九九二年）の著者でもある。行き難い地方の古寺をも含み、柔らかく包むような文体で斬新な角度から書かれたイタリア美術紀行である。一九三四年生まれの著者は五〇にしてイタリア語を学んだと聞く。それも本欄に紹介されていい好著で、著者の眼識の一端を窺うに足りよう。

これと並行して書かれ、翌年に出た本書は世界最初の現代免疫学を展望した一般書である。この一〇年間に爆発的に進歩した免疫学は仲間内の会話しかなく、本書の内容は精神科医の評者には八割以上が耳新しい。著者と同年齢の評者が医学生であった一九五〇年代の免疫学は細菌学の小付録であった。もっとも、知的公衆のために書かれたとはいえ本書は「免疫学はどこまで進んだか」式の書ではない。それは程度の差ではなく姿勢の差である。

しかし、本書から得られる知識はエイズ、癌、老化、臓器移植、アトピー性皮膚炎、リューマチという、現代社会を揺さぶっている医学問題に直接かかわってその基礎をなしていると同時に、直接それらの問題の態様と解決の困難さとを具体的に解き明かす。老化については精神科医の私が膝を打つような箇所がいくつかある。

また私は、免疫学は分子遺伝学、古生物学と並んで二〇世紀後半のもっとも刺激的な生物学分野だと改めて思った。二〇世紀物理学における「相対性原理」「不確定性原理」「カオスの理論」に対応するような衝迫を生物学において持つのがこの三つである。

一九世紀はマルクスとダーウィンとフロイトとによって今世紀に巨大な影響を与えた。これらはいずれもクリストファー・ドーソンのいう「進歩の宗教」に属していた。社会は発展して資本主義社会を生み、やがて共産主義社会を生むだろう。生物は進化し、ついにヒトを生む。無意識へと抑圧された葛藤の解放は神経症の治癒と完全な成熟に達せしめる——。

ところが二〇世紀中葉、初期の分子遺伝子の示した、DNAからRNAを介して蛋白質への遺伝情報の流れは「時計仕掛け」のような単純で静的な予定調和的な像を与えた。この安定性が地球上で二〇億年も単純な単細胞生物の時代が続いた理由であろう。

このモデルは細菌とウイルスには例外や複雑性の追加だけでほぼ妥当したが、多細胞生物への適用は予想外に困難であった。「分化」(発生)と「進化」の問題を解く必要があった。単一の遺伝子組成からいかに多種多様な生体細胞が生じるかという分化の問題は、利根川進によって突破された。それは多種多様の抗原に対応する抗体の生産細胞の分化という免疫学の問題であった。また、多細胞生物の進化はまだ謎が多いが、細菌やウイルスからは予想もされなかった長大な無意味DNAの存在は新しい謎を生み、生物の歴史が傷だらけであることを示唆した。進化についていえば、進化が必然というには遠く、大は小惑星の衝突から小はウイルス感染という偶然に大きく委ねられていることが強く示唆されてきた。新しい古生物学は、また、生物が新しい可能性の爆発的開花期は遠い過去に去り、現在の生物相は洗練されているが相対的に単調なことに気づいてきた。

「進歩信仰」は、その基礎を大きく「科学の進歩」に置いていた。なるほど科学は「進歩」しているのかもしれないが、現代の科学はさまざまな領域において単純な「進歩」を次々に否定しつつあると私は思う。共産主義崩壊後の世界と同じく、「不確定性」と「不安定性」とが科学的世界像の基調である。

免疫学においても事情は同じである。免疫系は、生物生態の複雑化、特に陸上への進出による微生物や寄生虫感染の機会の増大に伴い、その撃退のために「自己」と「非自己」とを区別する必要が生じて成立した、その重量が人間で約一キログラムに達する大きなシステムであるが、医学部で教えている予定調和的な図式によれば、主役のマクロファージ、T細胞（ヘルパーT、キラーT、サプレッサーT）、B細胞（とその変化したプラズマ細胞)、MHC(主要組織適合遺伝子複合体)クラスI、クラスII、さまざまな略号で呼ばれる細胞間情報伝達物質、細胞表面の受容体などの織りなす「免疫オーケストラ」である。ヘルパーTはBに働きかけてBの抗体産生を促進し(この選択的衰退がエイズである)、キラーT細胞はウイルスや癌を殺し(この衰退が癌と老化である)、サプレッサーTは逆に免疫反応を抑える(この衰退が自己免疫と老化である)などなど。本書はこれらを巧みに解説するが、この予定調和の彼方に本書の本領がある。

著者は事実を踏まえていう——このように美化されてきた免疫系は実は曖昧さと冗長さを特徴とする分子群が運営する「混沌の王国」である。その境界は不明確で、神経系や内分泌系ともつながり、免疫系独自といえる反応様式は実はない。「自己」を「非自己」から識別し守る原則は本当は存在しない——。ある意味でそれは当然であろう。もともと未分化な細胞間連絡機構は、生物の複雑化とともに転用と洗練とによって壮大で繊細な免疫系を作り上げたが、その素性の未分化性は完全に拭い去られてはおらず、一見些細な破綻によってカードの城のように崩壊する可能性を常にはらんでいる。

では、免疫系はなぜシステムとして一応は機能しているのか。著者は「超《スーパー》システム」の概念を提出する。造血幹細胞という単一細胞から分化する免疫系はその過程で場に応じて多様化する流動的なシステムを構成し、さらに多様化し機能を獲得する際の決定因子として「自己」という場への適応を選ぶ。「自己」に適応し「自己」言及を続けて絶えず新たに「自己」システムを創出しつつ、その成立の過程で「自己」はさらに変容する。このように〈変容する「自己」に言及しながら自己組織化をしてゆくような動的システム〉を著者は〈マスタープランによって決定された固定したシステム〉と区別して「超システム」と呼ぶことを提唱する。著者はその生成を、瓦解を描く。老化は超システムの単なる低下ではなく、無規則な過剰活動である。ただ「超システム」を動かす基本的な規則はなお未知である。

著者の指摘どおり「超システム」の概念は中枢神経系によく当てはまると私も思う。半世紀前に精神科医サリヴァンが生成しつつ機能する「自己組織」の概念を唱えたが、後進はその含蓄を十分に把握していなかった。著者はさらに言語生成過程、資本主義下の大都市の成立と発展、会社の多角経営組織、多民族国家の成立などは「超システム」であろうと述べている。評者は「生体免疫の栄光と悲惨」とを本書において辿りつつ、現代社会のあれこれがめまぐるしく脳裏に明滅し、沈痛な思いにとらわれた。

（「文化会議」第二九七号　一九九四年）

村瀬嘉代子『子どもと大人の心の架け橋——心理療法の原則と過程』(金剛出版、一九九五年)

私たちは子どもをどれだけ知っているか? 子どもと目の高さが違うことはいちおう誰でも知っている。大人になってから訪れた小学校の運動場がいかに狭いか。しかし、もっと重大なことは時間感覚の相違である。時間を時間で微分できはしないが、年齢による、時間の経過感覚の圧倒的な差は断固ある。ミルトン・エリクソンは、安易に次回の面接を一週間先延ばしした弟子を叱って「子どもには一週間は永遠に等しい」と語っている。幼かった私の子に聞くと「あったりまえよ」という返事が返ってきた。

この時間感覚の差は一九九五年一月の阪神・淡路大震災の体験からの子どもの回復を大人が理解する際にも、いじめの問題を理解する際にも、どこか靴を隔ててかゆみを掻く思いをさせる理由の一つである。大人でさえバスを待つ時間は長い。いじめられる子どもは強烈な理不尽感のもと、永遠の劫苦に疲れるのだ。三年のいじめられ期間は永遠の永遠である。大人の、いつの間にか経つ三年間ではない。

また思春期。すべてが流砂の中にあるような身体の変化。それは時間感覚の長短ではない。それは、奇妙な言い方だが「永遠を越える」変化である。質の変化は量の変化を越えるからだ。私は長い間、少女たちがいつも同じ、眼の思い切り大きくつぶらな、中原淳一ふうの少女の顔を描き続けるのをいぶかってきた。おそらく、少年よりも短期間に大幅に目に見えて変わる少女の身体像に対して対抗するには思い切りステロタイプな少女像しかないのだ。まさに「乙女の姿しばしとどめん」である。そういえば多くの少女像が斜め左を、つまり多少過去をみつめて、一雫の涙が今にもこぼれんばかりである。

　しかし、少年の思春期は身体表現を持たないことによる独特の辛さがある。少年期の訪れとともに泣けなくなるのはなぜだろう。一部の少年に、急速に伸びゆく体験と知性との二つの間の独特な比によって数学と詩とに向かって不思議な開けが起こるのも、泣けなくなるからではないだろうか。自殺する中学生たちは果して泣けていたのだろうか。いっしょに泣いてくれる親友がいたら彼らは死ぬだろうか。親友がありえないように孤立させられていたら、せめてそのそばで泣けるような大人がいてくれれば——。

　こういうことすべてを忘れて、人は大人になる。なりふりかまわずといってもよいほどだ。ただ、少数の人間だけが幼い時の夕焼けの長さを、少年少女の、毎日が新しい断面を見せて訪れた息つく暇のない日々を記憶に留めたまま大人になる。村瀬嘉代子さんは間違いなくそういう人であって、そういう人として「子どもと大人の架け橋」を心がけておられるのだ。より正確には、運命的に「架け橋」そのものたらざるを得ない刻印を帯びた人である。

あるいは村瀬さんは私にも同じ刻印を認めておられるのかもしれない。その当否はともかく、何年に一度かお会いするだけであるのに、私も村瀬さんに独特の近しさを感じている。それは、精神療法の道における同行の士であると同時に、朝礼で整列している時に、隣りにいるまぶしいばかりの少女に少年が覚えるような羞恥と憧憬と、近しさと距離との同時感覚である。この本の中に村瀬さんの症例への私のコメントが一つ掲載されているが、それを書いた時の感覚がそのようなものであったことを昨日のように思い出す。

そのような文ならば書けるだろう。しかし、書評とは。私は三カ月、道を歩く時も書評のための言葉を求めて頭の中をさまよっていた。私の考えはいつもこのような文に戻って行った。

一言のキャッチフレーズによって知られ、或いはそれによって要約される人もあるが、村瀬さんはそういう人ではない。村瀬さんの心理療法にはそういう一語はない。学寮の若き日々を共にしたモートン・ブラウンが神谷美恵子さんの追悼に捧げた言葉を借りれば、村瀬さんは「行為」である。そして行為の軌跡として村瀬さんの著書はある。

それは一つの「山脈」であって、年齢とともに山容は深みを帯びるのであるが、妻となり母となった経験を重ねつつも、その中で「むいたばかりの果物のような少女」も決して磨耗していない。村瀬さんが患者を前にして覚えるおそれとつつしみとはその証しであり、それを伝えることがこの本に著者が託した大切なメッセージではなかろうかと私は思う。

（「こころの科学」第六六号　一九九六年）

江尻美穂子『神谷美恵子』（清水書院、一九九五年）

この新書判二三〇ページほどの小さやかな本は、今どきあまり流行《はや》らない「青少年向きの偉人伝」のシリーズの一冊である。ただ現代の偉人伝らしく、神格化と破壊的批評とをともに避けつつ、ある気品と抑制とを保とうとしているとは、たまたま読んだ同シリーズの他の本についても言えることである。

それを離れても、神谷美恵子(一九一四─一九七九年)のまとまった伝記はこれまでなかった。ここに紹介する価値の第一はそこにある。また、神谷を直接知る人の少なくなりつつある今、身近な人の一人であった江尻美穂子の執筆はその意義を倍増させる。さらに神谷美恵子の伝記を書くのはそれ自体が難行である。伝記執筆に際して援用しうる、似た人物に思い当らないからである。数年前、私にインタヴューを試みた人の神谷伝はまだ出ていない。

「病人によばれて医師になったひと」「らい院で働いた精神科医」「生きがいを敢えて説いたひと」「戦時中の東大精神科をたった三人で守った人の一人（他の二人は内村祐之、林宗義）」「戦後の文部省と米国占領当局との交渉を通訳以上の通訳として一身に担ったひと」「マルクス・アウレリウスをギリシャ語から訳したひと」「ふだんフランス語で考えていたひと」「日記作家として貴重だ」などなど、精神科の業界でささやかれる断片的な貼り紙を拾ってみればこういうところであろう。

また、かつては「初等教育から高等教育まで外国で受けた才女」であったのが今は「帰国子女の先駆」とされる神谷美恵子評の変化は世界と日本の変化ゆえである。戦前は生涯に一度外国の土を踏むことが非常な特権であった。まして一貫して教育を受けるなどはである。

しかし、私の頭の中の「神谷美恵子」はこういう属性すべてを脱ぎ捨て払いのけてすっくと立つ存在である。それどころか、フレンド協会の瞑想所でいっしょであり、後に歴史の教授となったアメリカ人モートン・ブラウンは「美恵子さんは行為そのものであった」とほとんど聖女をまのあたりにするような追想をものしている。人格による感銘を米国人に与えた戦前の日本人はわずかに細菌学者、歴史学者それぞれ一人。聖者という印象は他にその例を知らない。

こういう印象は、神谷美恵子の際立った「一回性」から来ると私は思う。なるほどどの生涯も哲学的には一回的であろうけれども、圧倒的大多数は自らの一回性を解消するために多大な努力を払い、ほどほどに成功した場合に「社会性を獲得した」とされる。神谷美恵子はその努力を強いられないほど希有な才能と地位に恵まれ、同時に社会加入の努力が不可能な刻印を人生の出発点において与えられたひとである。彼女はめざとい子として家族の中で安全感を持てなかったということがこれに加わるだろう。

彼女の一回性は歴史的一回性でもある。実際、彼女の希有性には、もし一〇年早く生まれても一〇年後でも彼女は彼女ではありえなかったということがあろう。彼女は戦前日本の歴史と階級の中で、薄皮一枚のような境界に生まれたひとである（さらに、戦後が訪れなければ彼女の運命はすっかり違っていただろう）。彼女の境界性は多重の上にも多重である。

神谷美恵子が精神病の恐怖を秘めていたとしても当然であり、実際、多くの精神病患者が挫折したところで辛くも成功したということさえできる。それは両側が断崖である痩せ尾根を走りとおすことである。神谷美恵子が生前すでに「何ともかがやかしかった」とも「とてもさびしく見えた」とも評され、本書の読後にも「不幸なひとではなかったか」という感想を聞いたのはこのきわどさゆえであろう。

ポーはその不幸な生涯のどん底から「この世で到達可能な幸福」の四条件として「困難であるが不可能でない努力目標」「野心の徹底的軽蔑」「愛するに足る人の愛」「野外での自由な身体運動」の四つを挙げている。彼女をこれらの点についてみるならばポーよりもはるかに幸福であろう。第一についてはいうまでもなかろう。第二に、もし世俗的権力欲にいささかでも誘われたならばすべては空しかったであろう。彼女が進んで辺縁に身を置き、もっとも疎外された人々とともにあろうとし、もっとも些細な仕事をも喜んで引き受けたのは図らずも自身の精神健康への大きな貢献であった。第三に「神谷美恵子の子どもであることはメイワクなことです」と御子息の一人が口走ったように、彼女の家族であることも希有な難行である。彼女を聖女から分かつものは結婚し出産してなお彼女でありつづけたことである。彼女の夫君であることに成功しつつ、自身すぐれた生物学者である夫君の存在も「才能は単独ではありえない」とする定理の例証であろう。親友に恵まれ、西丸四方氏のような辛口の精神科医を「コンフィダント」（打ち明け話の相手）としえたことも、幸福と両立しがたい人生経路において不幸とはいえない生涯に貢献しているだろう。われわれは、この伝記、さらに神谷美恵子の著作から精神健康についての多くの教訓を得ることができる。

（「心と社会」第八三号　日本精神衛生会　一九九六年）

Ⅲ　本と仕事の周辺

バリント『治療論からみた退行——基底欠損の精神分析』あとがき

1

本書『治療論からみた退行』（金剛出版、一九七八年）は、マイクル・バリント Michael Balint（一八九六—一九七〇年一二月三一日）の理論的・実践的主張を集約し、「もっとも未来への種子をはらむ」と評せられる *Basic Fault—Therapeutic Aspects of Regression,* Tavistock Publications, 1968. の全訳である。精神分析の立場に立つと否とを問わず、重症患者の精神療法にたずさわる者に意味深い治療的英知を含む書であると私は信じている。現状へのきびしい批判の書でもある。

2

マイクル・バリント（ハンガリー語ではバーリント・ミハーイ Bálint Mihái——日本語と同じく姓・名の順に記す。アクセントは語頭にある）は、一八九六年、ハンガリー王国の首府ブダペシュトに生まれた。当時のオーストリア＝ハンガリー二重帝国には厖大な数の東欧系ユダヤ人（アシュケナジムと呼ばれる）が居住していた。バリントの父は、おそらく、フロイトと同じく、三月革命以後、医師になる途をひらかれたユダヤ人の第一世代であったろう。幼いミハーイはブダペシュトの開業医だった父の往診についてゆくのを好み、医師の途を選ぶ上で、このような父の無言の影響が大きかったという。事実、彼は自然科学的医師として出発しながら、ついで精神分析医となり最後には病気中心でなく患者中心の医学を志ある内科開業医たちと手をたずさえて再建しようとする。

しかし、さしあたり、第一次大戦下に彼はブダペシュト大学医学部に進み、一九二〇年に卒業し医師資格を得る。学生時代から生化学に興味を持った。同時に、一九一九年、オーストリア＝ハンガリー二重帝主国崩壊の翌年、世界最初の精神分析学教室がベラ・クーン共産政権（ルカーチが教育文化相だった）下にブダペシュト大学に開設され、フェレンツィ・シャーンドル Ferenczi Sándor が初代教授に任命された。バリントは彼の講義を聴講して精神分析学に興味を抱き、フェレンツィがブダペシュト精神分析研究所で行なっていたセミナーにも出席している。

一九二一年、彼はワイマール政権下のベルリンに赴く。ベラ・クーン政権崩壊後の混乱を避けるためかどうか。はじめカイザー・ヴィルヘルム研究所（現マックス・プランク研究所）生化学部門で、ヴァールブルク回路で有名なオットー・ヴァールブルクの下で働くが、やがてベルリン大学シャリテ病院第一内科（ヒス教授）に移る。ヴァールブルク教授は専制君主だったからバリントの人柄にはかなり異質で、かなりこたえたかもしれない。とにかく内科医時代は微量定量法、酸塩基平衡、緩衝液の研究が彼のテーマだった。本書にみられる彼の未来の精神医学理論に一脈通じる主題といえるかも知れない。一九二三年、ナトリウムのヨードによる微量定量で、哲学博士（Ph. D.）号をとる。生化学の仕事は一九二六年まで雑誌に掲載がつづいた。

同時にバリントは一九二一年からベルリン精神分析研究所においてハンス・ザックスによる教育分析を受け、学位取得後、帰国してからはフェレンツィによって教育分析をつづけ、一九二六年、終結とともに教育分析医となる。当時バリントはブダペシュト大学第一内科学教室助手であり、しばらくは正規の収入は生化学者として得つづけている。

彼は一九二七、八年ごろから、一般開業医のためのセミナーをブダペシュト精神分析研究所ではじめた。これは彼の生涯の仕事の一つとなる。

一九三三年、フェレンツィの死去とともに最も有能で忠実な弟子であったバリントは三七歳でブダペシュト精神分析研究所の指導者となる。「私はこよなくフロイトを評価するが、好きなのはフェレンツィだ Ich schätze Freud zutiefst, aber ich liebe Ferenczi」が彼の口ぐせだった。彼はフェレンツィの著作権管理者ともなる。精神的遺産の相続者になったとみてもよいだろう。

すでに一九三〇年までに対象関係の重要性に注目していたブダペシュト学派であった。実際、「二〇世紀におけるハンガリーの奇跡」ということばがあるほど、この小国は知的に傑出した人物をこの世紀に送りつづけた。フェレンツィ、バリントもその中に数えられるだろう。多芸、博識、転換の才、serendipity ともいうべき思いがけない発見への感覚、端的に実践的でありながら包括的な世界認識をその裏に秘める、——そういった特徴を同じくハンガリーの能才セント・ジェルジやフォン・ノイマン、バラーニー、ポラーニー兄弟と共有しているといえるだろう。

しかし彼らの多くが亡命する運命にあったように、ハンガリーの政治情勢は彼らに幸いしなかった。旧オーストリア＝ハンガリー海軍中将ホルティ摂政による古典型独裁政治が「ネム・ネム・ショハ」(〝いやいやどうして〟——臥薪嘗胆)のスローガンの下に国民をしめつけはじめていた。ブダペシュト大学精神分析学講座はとうに廃止されていた。バリントのセミナーに刑事が臨席して出席者の名を記録し、発言のメモをとった。当面、その直接の結果は、刑事がすぐれた医師を見分けてそのところへ家族を治療につれて来る程度のことだった。しかし、このような雰囲気では、精神分析セミナーは中止せざるを得ない。ハンガリーがナチス・ドイツと結び、あえて〝満州国〟を承認した少数国家となっても、反ユダヤ運動が激化しても、フロイトと同じく、バリントはぎりぎりまで故国を去ろうとしなかった。しかしついに「火あぶりになったというだけで終わるか聖者になるかどちらかだな」という親友の警告でバリント夫妻は一九三九年、大戦開始の年にイギリスに脱出する。

しかし、ほどなく妻アリスは空爆死（らしい）をとげる。バリントは悲運の中で英国医師資格をとり、マンチェスター大学で「幼児期初期の個人差 Individual Difference in Early Infancy」によって心理学の学位を取得する。ユダヤ人迫害と第二次大戦切迫下、いわゆる自由主義国は必ずしも亡命者を無条件に歓迎しなかった。それはエールリヒ・マリーア・レマルクの『凱旋門』の描くところであり、ヴァルター・ベンヤミンの服毒死に現実化したところである。バリントのこの精進も現実の圧力下に自己の有能性を証明するという意味合いが強い。しかし、さすがに彼はこの論文の中ですでに後年の〝オクノフィリア〟対〝フィロバティズム〟という対《つい》概念の萌芽を示している。

学位取得後、マンチェスターを去ってロンドンに赴いたバリントは、英国精神分析学会の業務にたずさわり、一九四八年から六一年の引退の年までタヴィストック人間関係研究所に勤務する。彼の臨床と研究は主にここでなされた。

しかし、彼は必ずしも精神分析活動に自らの仕事を限ったわけではなかった。まず、一九四八年から五三年まで Family Discussion Bureau（家庭問題調停局）に関係する。あたかも第二次大戦直後、社会変動にともなう人間関係の混乱と修復の時期であり、いくぶん、バリントの出発期における第一次大戦直後のハンガリーを思わせるものがあっただろう。

ここで夫婦問題の相談事業に参加し、また、このソーシャル・ワーカーたちを相手にセミナーを開く。ワーカーの指導者の一人がのちにバリントの再婚の相手となるイーニッド・エドモンズだった。

ここでバリントは精神療法にいろいろなあり方があってよいことをさとり、一九五〇年一〇月から一般開業医（G・P）相手に精神療法のセミナーを行う。その話は本書にも少し出てくるが、はやくも、一九五三年までに一四人の開業医がセミナーの指導者とバリントに認められるまでに成長している。

バリントの一般開業医に求める精神療法的態度は、まず、患者の話すところに耳を傾けよ、だった。「全身の皮膚の孔をとおして聴け」「第二の耳を持っているような具合に聞くことだ」がバリントの口ぐせだった。医者は患者を理解しようと努力する義務があり、その際とくに重要なのは患者のかくれた欲求である。ほんとうはどうしたいか、どうなりたいか、ということの欲求を認識し、いかなる意味を持つかを考え、そして、どのようにして、考えたところを患者に伝えるかを考える。バリントは、この方法に共鳴した世界各地の開業医から招待され、夫妻はいたるところで講演した。その結果、各地で生まれたのが、このことを実際に即した討論の中から学んでゆく場、いわゆる「バリント・グループ」であり、この非公式的な一般開業医集団は、英米よりもかえって大陸ヨーロッパやラテン・アメリカにひろまり、たとえばオランダでは一二〇グループを数えるに至っているという。

日本にもある。

バリントは、このグループにおいて、また、開業医の通常とる行動に対する自己批判的な目が開けることを求め、病気中心の在来医学と対決する形において、たえず患者中心の医学を考えてゆこうとした。このバリントの努力に、幼い日に往診の後をついて行った父の相続者たらんとする心根をみることは当たっていよう。バリントはさらに看護者、司牧者との協力をも打ち出して行った。

バリントのこの面の思想は“*The Doctor, His Patient and the Illness*”に最初の表現をみた。この本は池見酉次郎教授の邦訳をもふくめ、少なくとも七カ国語に訳されている。またバリントは一九五〇年後期アメリカ・オハイオ州シンシナティ大学精神科に招かれ、一時、その客員教授であった。この大学ではバリントを迎えて精神科医と一般開業医とが共同で熱烈な討論を行った。この大学が、同じころ、当時有力だったソーク死菌ワクチンにあえて異をとなえポリオ生ワクチンを開発したポーランド系ユダヤ人セービンを教授とし、市民もセービンを支持してワクチンをみずからの子女に試用することを認めたのが思い合わされる。ともにアメリカ地方都市とその市民の最良の伝統が現れているということができよう。

しかし、バリントの関心の中心は、フェレンツィの方法の発展にあった。心情的にも事実上もフェレンツィの後継者との自覚が彼にはあった。本書の目的の一つは、フェレンツィのために、そして、すでに一九二〇年代末には対象関係論に達していた、今はなきブダペシュト学派のために紙碑を建てることにあるといっても間違いでないだろう。イギリスのタヴィストックにおける「狙いをしぼった短期精神療法 focal short psychotherapy」発展に対する促進力は、ハンガリーでの活動と一続きのものである。

一九四九年、彼は、チューリッヒにおける精神分析学会に亡命後はじめて姿を現し、あらためて対象関係の重要性を強調し、また、解釈の如何よりも患者がどのような充足をどれほど求めているかを認識することが大切であり、さらに分析者が分析の場の緊張をオプティマム・レヴェルに保つことの必要を強調して分析の場自体の治療力を浮彫りにした。彼はエディプス以前の母子関係を重視し、この場合、母子両者間にはっきりした境界線を引くことはできないと主張した。一九五九年、彼は、本書に先行し、しばしば本書に引用される重要な理論的著作『スリルと退行』を刊行し、原始的対象関係にオクノフィリアとフィロバティズムの二型を区別した（その意味は本書によっても十分窺うことができよう）。

3

さらに一九六八年刊行されたのが彼の著書のうちもっとも包括的な理論書である本書“*Basic Fault*（基底欠損）”である。彼は、フロイトの古典的技法の限界外にある患者の多くの特性を成人言語による伝達が通用しない原始的二人関係を特徴とする「基底欠損」患者と命名し、その治療的アプローチを考えてゆく過程で、臨床観察とフロイト文献の該博な知識をもとにして一次ナルシシズムを否定し、ナルシシズムはすべて二次的であって、最初にあるものは調和的相互滲透的渾然体であり、人間的努力の究極はすべてそれをめざすもので、〝基底欠損患者〟の治療も基本的にはこの〝水が魚を活かし支えるような〟関係である、とする。したがって、治療力をもつものはここでは解釈よりも関係——対象関係——である。とくに患者の一次愛を受けとめるのは治療者が一次対象と化してみずからをさし出すことである。そして、何らかの外的満足を求める〝悪性の退行〟と対比される、認識されることを目的とする〝良性の退行〟に患者が治療場面で入ってゆき、認識されたと感じるなどの契機で〝新規蒔き直し《ニュー・ビギニング》〟という治療的転換を遂げることが治療の重要な里程標とされる。

ここで土居の「甘え理論」との類似点は明白であり、事実、バリントは土居の理論を欧米でもっとも早く認めた人となる。一次愛はほとんど〝甘え〟——少なくともその歪められない（邪気のない——arglos な！）形態——であり、〝認識されること〟の持つ重要性は土居がエンパシーの訳語とした〝気持を汲むこと〟にきわめて近いであろう。本書には、治療者（あるいは母親）は患者（あるいは子供）の一次愛に対して自己を一次対象としてさし出すのであって、治療者（あるいは母親）が一次愛をむけるのではないとわざわざ念を押した箇所があるが、キリスト教文化における〃愛〃の概念からすればこれはまことに起こりやすい混同であろう。しかしここで一次愛を土居の意味での〃甘え〃と置き換えれば混同はまず起こりえないだろう。治療者が患者に甘えるのではむろんない。

その他にも、「ほんとうは患者が何を望んでいるか」を見抜くことの重視は土居の言う「オモテ」と「ウラ」の精神病理への注目に親近性があるだろう。

なお土居の理論についてはバリント未亡人より訳者への書簡中の一節を記しておく。

「土居博士が序文をかかれたとはすばらしい。私はよく覚えています。土居博士との文通を。夫と私は「甘え」という言葉そのものや「甘え」概念のこと、また、「甘え」概念がマイクルにとって自分の概念の形成と明確化に重要なものであることを話し合い議論したものでした。マイクルの概念といってもそれはそれは長い歳月私たち二人に共通なものでしたが……」

むろん〃一次愛〃概念の外延も内包も〃甘え〃のそれらと同一ではありえない。バリントが異なる言語の単語のもつ意味の拡がりと内包についての感覚に鋭敏で、それが彼の問題への切り込みの有力な方法の一つとなっていることは、本書あるいは『スリルと退行』独訳版への序文に明白であり、これも土居に通じるところであるが、土居が日本語を手がかりにして豊富に展開した「甘え」の病的な（arglos でない）さまざまな病理に関しては、バリントは土居を引きつつも、まさにそのことについて〃かまびすしい症状 noisy symptoms〟とだけ述べ、いくつかの患者の反応を記述するにとどまっているのは、〝一次愛〟なる語の幅の狭さからしてまことに止むを得ないところであろう。甘えの病理面一般を指すだけでさらに〝オクノフィリア〟なる概念を要したのである。この辺りは土居のいう欧語のこの面での貧しさを証するものといえよう。他方、フロイトの一次ナルシシズム概念の自己矛盾を丹念に文献に即し臨床観察に照らして論証するのはバリントである。ナルシシズム患者に秘められた極度の依存性の指摘などは多くの人のなるほどと思うところだろう。その他にも本書には精神分析の盲点、あるいは未開拓のまま、それも意識されずに、放置されている部分の指摘が相次ぎ、本書の特徴の一つともなっている。これは精神分析が大いに行われ、厄介な副作用をも生みつつあるという、バリントが身を置いた文化の文脈において理解されるべきだろう。〝甘え〟の自覚を経て、〝落ち着き〟に至る土居の治癒過程構想も、〝新規蒔き直し〟を経て「欠損をかつて持ったことを受容し完全治癒の断念」に至るバリントの治療過程と思い合わされる。もっとも土居は〝基底欠損〟患者をとくにとりあげているわけでも、それを区別立てしているわけでもない。

その他にも、バリントの言及しなかった理論ながら思い合わされるものがいくつもあるだろう。言語が〝合意された成人の意味〟を持つか否かによる対人関係の治療的区分は、サリヴァンの〝シンタクシック〟、〝パラタクシック〟、〝プロトタクシック〟の三区分を直ちに想起させるところであり、バリントの common adult language はサリヴァンの

syntaxic language（旧名 consensually validated language）とまったく同義といってよいだろう。サリヴァンはまた「ナルシシズム」なる語のフロイトの用法に揺れがあることにも気付いていた。しかしバリントと異なりサリヴァンはイド、自我、超自我という心の三審級を認めなかったし、概念の枠組は全く異なる。また一見、バリントならば「エディプス的言語水準に、無理に引き上げる」アプローチをとっていたかにみえる。しかし、サリヴァンがつねに一人心理学の立場を古典物理学に比すべき揚棄されるべきものとしており、実際、大局的に解釈でなく雰囲気あるいは関係が治療すると考えていたことは初期の前青春期の雰囲気を再現しようとした統合失調症治療実践から晩年の統合失調症あるいは強迫症治療論まで一貫しているといえよう。

エディプス・コンプレックスに雁行すると古沢平作が考えた〝阿《アジャー》闍《タシャー》世《トル》・コンプレックス〟との対比も興味あるところだろう。さらに、力動精神医学とは一線を画すという木村敏の「間《あいだ》」の概念は、バリントの調和的相互滲透的渾然体 harmonious interpenetrating mix-up なる、自分でもジョークの種になりそうだという、やや苦しい造語でいわんとしているところに通じるところがあるだろう（木村はたとえばよく「統合失調症とは〝間《あいだ》〟欠乏症ですね」という）。もっとも両者の持つ意味の拡がりと内包はむろん違っていよう。

しかし、精神分析、あるいは力動精神医学をこえて、バリントの思想はわが国に受け入れやすい素地を持っているようだ。それを元来東洋系であるハンガリー人バリントの出生に帰するのはあまりに単純かもしれない。けれども、「ハンガリー語で育ち、ドイツ語で学び、英語で臨床実践した」と自ら言うバリントには、述語優位で、とくに動詞が無限にといってよいほど派生動詞をつくり、動きやあり方の微妙な含みを表現するといわれるウラル・アルタイ語系のハンガリー語（テニヲハに相当する辞を有し、語順も日本語と同じである）を母乳とともに吸収し、長じてのちに西欧語に接したことが無視できない力を持っているかも知れない。言語の意味内包への感受性はすでに述べたとおりだが、「基底欠損患者」への支え方の提示などは（訳者の伎倆如何の問題を棚上げすれば）実によく日本語の感覚に馴染むところであるが、欧米人にはあるいは若干の飛躍、論理的中間段階の省略の疑いを持つかも知れないとふと感じたことがある。逆に、一次ナルシシズム否定のくだりなどは、日本語ではややくだくだしく感じられ、欧米人の心にはみごとな論証と訴えるかも知れない。なお社会主義国家になった戦後のハンガリーはバリントを忘れたわけでなく、少なくとも一篇の論文がハンガリー語で故国の雑誌に掲載され、『医師、患者、病い』の訳も出版されている。

4

本書の翻訳は、昭和五一年春、木村敏教授をはじめ名古屋市立大学精神科の合宿集中読書会に端を発している。当時、——今も事情はかわらないが——われわれの多くは、バリントのいう〝基底欠損〟患者の治療に苦しんでいた。また、そのころ、人も知るごとく、精神医学全体に一種の治療酔《ラウシュ》いのごときものがあったといえば極言にすぎるであろうが、大胆果敢な治療報告が次々に寄せられ、それらから大いに得るところはあったのだが、ある人の表現をかりれば〝人体実験〟に近いのではないかとひそかに危ぶまれる報告もなくはなかった。その文脈において想像していただけると思うが、本書の集中読書（第一部から第三部まで訳者要約、第四部、第五部を分担訳読）はきわめてエクサイティングであり、その余韻は長く参加者の間に残ったため、金剛出版の理解を得て、私が訳出する運びとなったわけである。

底本には Tavistock Publications 刊の英国版初刊本を用い、ケーテ・ヒューゲル Käte Hügel 女史の独訳本 *Therapeutische Aspekte der Regression—Die Theorie der Grundstörung*, Ernst Klett Verlag, Stuttgart, 1970 を参考にした。独訳本は、フロイト、フェレンツィらの独語原文と出典を知る上で非常に有難かった。本書のフロイトの引用には原文全集と英訳標準版（ジェイムズ・ストレイチ編）の両者を併記しえた（原文は後者のみ、独訳は前者のみである）。また独訳は索引が原本をしのぐほど良質のものであることも付記したい。

訳語については本書訳出中に、ラプランシュ＝ポンターリス、村上仁ら訳『精神分析用語辞典』（みすず書房）が刊行されたので、それに啓発されて中途で訳語をある程度修正した。バリントの造語にはそれ自体多少の揺らぎがある（とくに、〝調和的＝相互滲透的＝渾然体〟、および〝合意された――あるいは通常の――成人言語〟。これらにおいて形容詞が一部脱落あるいは変更されている）。これは強いて統一しなかった。訳語自体もなお工夫の余地のあるものがあるかも知れないが、訳者としては限界である。〝オクノフィリア〟〝フィロバティズム〟は、訳語を新作しなかった。けだし、いずれの国語でもそのまま用いられており、英文の文脈においても人目を驚かす新語の故である。前者は *ὄκνος* ためらい、臆することまたは *ὄκνεω*（その動詞）＋*φιλία* 愛すなわち ocnophilia、後者は *βάτης* 被うもの通過可能なるものまたは *βατήρ* シキイ、を *φιλέω* 愛する＋*ἴσμος* 態様、すなわち philobatism となるだろう。わざわざ phil- の位置を変えてあるのは、前者は臆しての執着、後者は広袤《こうぼう》（または障害）への選好を意味するためと思うが、ギリシャ文法的には決め手にならず、断定しがたい。

5

訳しおえて、すでに亡き人のことでもあり、仮定の上の仮定の話だが、かりに自分の患者を紹介するとしたら、やはりイギリスではバリントかウィニコットに診ていただきたいと思う。何派ということでなく、安心して紹介できるという感触をわれわれが自然に持てる人とそうでない人とが、偉大さと違った次元でありうると思うが、私にとってバリントは前者中の第一人者である。これは私なりの一つの規準であるけれども、その含蓄を分かって下さる方もあるのではあるまいか。

翻訳権を与えられ、貴重な遺影を贈られた、バリント未亡人イーニッド女史、序文を寄せられた土居健郎教授、翻訳を支持し励まされた木村敏教授をはじめ名古屋市立大学医学部精神科に集まる方々、〝精神分析の本は売れにくい〟とのジンクスにもかかわらず本書の重要性を認識され、訳書出版を決意された淵上祐史社長をはじめ金剛出版の方々に深く感謝します。編集部の田中春夫氏、木村千鶴恵嬢は読みにくい訳稿をみずから浄書され、索引を作製されるなど訳者の短を補うことまでされた。また、名市大精神科の滝川一廣医師は原稿を通読され、一読して意の通じないところを丹念に指摘修正された。ともに訳者のいたく徳とするところです。

イーニッド夫人（旧姓エドモンズ――スコットランド出身の方らしい）は昨年か一昨年、行政区はロンドン市で郵便区だけ独立した村となっているハイゲート・ヴィレッジの古いコッテージに隠棲された。夫人の御健康と長寿を祈って筆を擱きます。

（バリント『治療論からみた退行――基底欠損の精神分析』金剛出版　一九七八年）

エレンベルガー『無意識の発見――力動精神医学発達史』あとがき

――「日本語版あとがき」を一九八〇年一〇月一七日付著者書簡により補訂

1

本書は Henri Frédéric Ellenberger: *The Discovery of the Unconscious—The History and Evolution of Dynamic Psychiatry*, Basic Books Inc., 1970. の全訳である。原著者の指定どおり、第一版第二刷を原著者が一九七五年に監訳者に送付された正誤増訂表を以て補正したものを底本とした。年表および地図は訳者の作成したもので、原著にはない。

原著は刊行後ただちに世界的な反響をまき起こし、多数の絶讃に近い書評が寄せられ、次々と各国語に翻訳され、または翻訳が進行中である。本書刊行以後の精神医学史、心理学史には訳者の知る限り本書をしきりに引用しており、おそらく今後長期にわたって、およそ医学、心理学の歴史を知ろうとするもの、書こうとするものは本書を避けて通れないと思われる。

本邦でも、本書刊行後ほどなく「精神医学」誌上に精神医学者土居健郎氏が長文の紹介書評（一九七二年、七七〇―七七一ページ）を掲載し、きわめて高い評価を与え、最近ではドイツ文学研究者今泉文子女史がかなり詳細な内容紹介を「現代思想」誌の「無意識」特集号（一九七九年一〇月号）において行っている。訳者の知る範囲でも、すでに原著に親しまれている方が少なくない。なお本稿は、英訳を原著者に送付し、正誤を問うたが、訳書初版の刊行に間に合わなかった。主な訂正は氏のフランス時代の師、教育分析者、夫人の卒業大学である（補注参照）。

2

本書の価値は、本来謙抑含羞の人である著者が、あえて序文に自負するごとくであるだろうが、いささか敷衍することを許されるならば、本書は一つの始まりであると同時に終わりである。すなわち、一次資料にもとづき、歴史として批判に堪える、包括的力動精神医学史として最初のものであるとともに、力動精神医学の発展に対して同時代人的感覚を持ちつづけえた精神医学者の書く精神医学史として、おそらく最後のものである。

それは、ただ力動精神医学の巨人たちの少なくとも一部の謦咳に接しえた最後の世代に属するというだけに限らないだろう。もちろん、そのことも非常に大きなことであり、その世代に属する、すぐれた精神科医であるがために、著者の前に多くの未公開、秘蔵の資料が門戸を開き、多くの生き証人たちにも会って事の真実を確かめさせてくれたというる。例をあげるならば多くの第一次力動精神医学者はもとより、より新しいジャネ、アードラー、ユングについての章の伝記も各々最初の伝記としてそれ自体独立した価値を持つ。それだけでなく、彼らの体系さえも本書をまって全貌を明らかにされたといってよい。本書がなければ、永久に訂正されなかったであろう誤伝も数多い。

3

それは、世代的にも著者に負託された事業といいうるであろう。実際、著者に先行する世代の著作は、ジョウンズの高名なフロイト伝も含めていささか（あるいは著しく）党派的であり、著者に接続する世代の著作は精密な机上作業の色彩が濃くなるとともにポール・ローゼンの『ブラザー・アニマル』『フロイトと追随者たち』あるいは著者の絶讃するフランク・サロウェイの『フロイト』にみられるごとく精神科医経験者の手から離れて社会学者（〝知的社会学者〟）の手に渡る傾きがある。さらにひろくみれば著者は、近代ヨーロッパ世界をまとめて同時代人的に感受しうる〝最後のヨーロッパ人〟ということもできるであろう。たとえば第一〇章にみるごとく、ヨーロッパの一八八〇年から一九四五年は一年一年を独特な年として感覚している。この感覚は「同時代人感覚」の不可欠な一部であるだろう。

一二年間という歳月を本書に傾けさせた力は、著者にそのような強いモティヴェーショジャネの著作を本書の出版以後続々復刻させたのであろう。(補注1)Pierre Janet)を支援させ、永久《ジャメ》に再版されることはあるまいと出版主みずからが語ったンがあったからであると思う。同じ力が、著者をして、たとえば「ジャネ協会」(Société

4

著者の歴史的位置と歴史的意識とによって本書は、再びは書かれることのない、いわば一回限りの書という性格を精神医学史の歴史において持っていると考える。著者がすぐれた精神科医であり、見識と博学を兼備した精神医学者であるという条件を考慮に入れれば、それはなおさらのことである。

著者はあたう限り一次資料に依拠し、事実と伝説を峻別し、あくまで公平を期した、という。それはその通りであろう。しかし、あるいはそれ故に、著者の眼は、不当に無視軽視されている人に、忘却されている人に、あるいは、どの人でもそういう面に、強く注がれる。その眼差しは、稀ではあるが抑制を破っていささかパセティックな文体となって表に現れる。シャルコーの死後について、アードラーあるいはジャネに対する世評についての箇所をみられたい(著者が独立の論文として個別の伝記をものしているのは不遇のベーネディクトと早世したロールシャッハである)。それは、おそらく医学史において最初の、「力動精神医学史に果たした患者の役割についての重視」という、本書のきわだった一特色ともつながるものであるだろう（著者には別にアンナ・Oとエミー・フォン・Nについての伝記もある）。彼（女）らに対する筆致が時に畏敬にみちたものであることに注目したい（たとえばシャルコーの患者ブランシュ・ヴィトマンの死の条）。それはまた、著者が犯罪心理学において被害者学の先駆者とされることとも対応するだろう。そもそもは臨床精神科医であった著者が精神医学史に足を踏み入れた最初の動機が、一九四八年、イギリスのモンタギュ・サマーズ師の、魔女狩りを讃美しつつ世に出された『魔女の鉄槌』（魔女狩りのテキストブック）英訳の出版にあると思われる。著者は一九五一年「『魔女の鉄槌』を主題に」を発表してこの書が、人類の血を流さしめたことにおいて『わが闘争』と比肩する書であり、これは過去の問題でなく、まさに現在《アクテュエル》の問題であるとし、「魔女精神病」の語を「魔女を狩る側」の意識に宛てている。一九七九年、著者は国際シンポジウム『精神医学——東と西』を機に来日したが、訳者の一人中井の魔女狩りについての発表に対し、チーフ・コメンテーターとして立たれ、ゾルダン＝ヘッペの『魔女裁判』所載の犠牲者の哀切きわまりない獄中書簡の一節を朗読して、「まず狩られる者の気持に対するエンパシーが重要である」ことを強調した。それは七四歳の老碩学の中に氷の中の火のごとき情熱をかいまみる一瞬であった。

5

著者は、瘦軀長身、今は白髪をいただく端正な容貌の人である。といえば狷介な学者を想像されるかも知れない。しかし、実際は、土居健郎氏のいみじくも評したごとく、〝永遠の少年〟が高齢の著者の中に生き生きとしてある。それはその知的好奇心において然りであり、その含羞において、あるいはその後進に対する好意と配慮——時に度外れたほどの好意と配慮——においてさらに然りである。そして、不自由な身体を押して、モンレアル大学においてなお研究に従事し、モンレアル市立病院《オテル・デイウ》において診療を行い、精神医学教科書の編纂に努めつつある（印刷所のストライキのため、おくれて一九八二年に刊行された）。一九八〇年当時七五歳にして著者はなお「現役の人」といってよく、その視線はさきのシンポジウムにおける発表を「精神療法の未来」でむすばれたごとく、過去でなくはっきり将来にむけられている。多くの医学史家とはっきり志向性を異にするといってよいであろう。因みにレヴィ＝ストロースの思想にも似て、著者は民間医療や〝未開〟社会の医療、インチキ医者といわれている人の営為の中に精神医療の将来における微光を予感している。

6

「多くの死者をして語らしめた」著者が自らを語るを好まれぬことは、一つの逆説であろう。訳者の写真の求めに対しても、サファリ服を着用した姿、それも集団写真を送ってこられた（決して〝写真嫌い〟でなく、ただ大家然とした公式写真を好まないと見られる）。著者の令息夫人エランベルジェゆき子さんの、訳者の一人木村（敏教授）への書簡にも「義父《ちち》はほとんど自分の過去を語りません」とある。ここでは、著者から送られた略歴（タイプ用紙一枚）と著者訪日の際の自治医大精神科加藤敏氏の聞き書（『臨床精神医学』九巻一号、七八―八〇ページ所載）および訳者らの聞きえたところをあわせて、著者の本意にはもとるかも知れないし、きわめて不完全でもあるが、著者の人生経路を粗描しよう。

著者は一九〇五年一一月六日、スイス人宣教師の子息として南アフリカのローデシアに生まれた。一九〇五年といえば、ボーア戦争の跡が生々しい時期である。古くから南アに農業を営むオランダ系のボーア人が、後発のイギリス人植民者に追われて大北進を行い、奥地にトランスヴァール国、オレンジ自由国を建設するが、この凄惨な戦争によってイギリスに主権を奪われた。ボーア人は主に、彼らの郷国のオランダ人やスイス人の相当部分と同じく、カルヴィン派キリスト教徒である。また著者はスイス市民の子であるけれども、スイス市民権を取得する上でやや難渋されたとも仄聞する。これは本書第九章冒頭において述べられているスイス市民権の特殊性と関係があることかも知れない（「本籍」が必要でそれもそこのコミュニティー住民の承認を要するなどのきびしい条件がある）。とにかく著者には出生の時からすでに二〇世紀ヨーロッパを特徴づける知的難民の影が投げかけられているように思われる。

一九一四年にパリに移住し、主にフランス、一部スイスで教育を受け、一九二四年、アルザス州ストラスブールでフランスの大学入学資格試験（バッカロレア）に合格する。ということは、第一次大戦開戦の年に九歳でパリに移住したことで、大戦の全期間――まずドイツ軍が郊外に迫り、タクシーが兵士をピストン輸送して防衛につとめたパリ、ついでドイツの長距離砲弾が落下し、ゴータ機の夜襲が（プルーストの『失われた時を求めて』にあるごとく）市民をおびえさせたパリで、感じやすい少年時代を過ごしたことになろうか。ストラスブールは大戦中ドイツ領であり、講和条約によってフランスに還付されるのだが、またしても著者は戦後処理のあわただしいこの街で高等学校時代を送ったのであろうか。賠償の不実行を理由にフランス軍がルール地方を占領し、ドイツ市民が不服従運動を展開するなど、独仏関係のとげとげしかった年代である。

著者の医学生時代は一九二五年から三四年にわたる。(補注2) 主にパリ大学で学んだが、うち三年間は「アンテルヌ」としてセーヌ県のいくつかの精神病院で送っている。

医学生時代ののち、著者は、一九三四年二月一日「緊張病の心理症状についての試論 Essai sur le syndrcme psychologique de la catatonie」によって「医学博士」となる。これはわが国でいえば卒業論文に相当するものであるが、最近のキントの『緊張病――精神病の一範例として Hildeburg Kindt: *Katatonie—ein Modell psychischer Krankheit*, Enke, Stuttgart, 1980』の八四―八六ページに高い評価とともに詳細に紹介されているごとく、四六年間の風雪に耐えてなお、この領域における第一級の業績であり、全く過去に属していないとされる。指導教官はアンリ・バリュック Henri Baruk――第二次大戦下の困難な状況下に『道徳精神医学』を完成する以前の――であるらしい（ただし、加藤氏への答えでは、師はレヴィ＝ヴァランシ Lévy-Valensi とカプグラ Capgras（補注3）との答えだった由である）。

一九三四年から四〇年の六年間はフランスにおいて精神神経科医として働いたと略歴にある。結婚はこの間であろうか。エミリー夫人はロールシャッハ（補注4）、アードラーらの夫人と同じくロシア人であり、ウィーンで行動生物学を学んだ女性である。ロシアの富裕階級に生まれ、幼い時、父君に連れられて長崎から函館まで（と聞く）日本を観光旅行した経験の持主であるが、革命後のソヴィエト・ロシア生活を経験した後、どのようにしてか故国を去って夫君とめぐり合った女性である。今日なお、生得の行動科学者のごとき好奇心と行動力に富み、身体の不自由な夫君のかけがえのない伴侶であると同時に、ロシア語（とおそらくロシアの大地）への愛を持ちつづけて今日に至っているのが夫人である。日本再訪の機会となった一九七九年、夫人の会いたい人は美しいロシア語を話す人、ぜひ見たいものは尾長鶏であり、前者のため大阪まで出向かれ首尾よく目的を果されたが後者は果せず、どうしてわずか三、四百キロの四国という小さな島に行くのがおおごとなのか首をひねっておられた（図1）。

一九四一年、といえば、おそらく全フランスを蔽った戦火を避けてであろうが、著者は父君の祖国スイスに移り、ベルン近郊ヴァルダウ精神病院に勤務し、一九四三年、同じくスイス、ライン河畔のシャッフハウゼン精神病院の副院長に転じ、一九五三年までの一〇年間を過ごす。シャッフハウゼンはロールシャッハが幼少年時代を送った街であり、また勤務したのがヴァルダウ精神病院である。ロールシャッハゆかりの地を遍歴し、とくにシャッフハウゼンにおけるロールシャッハ未亡人と著者一家の交際（それは大戦下の異境における二人のロシア女性の出会いでもあった）を通じて、著者はロールシャッハに並々ならぬ関心を抱くようになる。未亡人との会話、また未公開の多数の資料に直接接したこと（補注5）は、のちに一九五四年の「ロールシャッハの生涯と業績」となって結晶する。"*Bulletin of the Menninger Clinic*"誌は「論文の重要性にかんがみ」、慣例を破って一八巻五号全部を著者のこの論文に宛てる。詳細なロールシャッハ伝の最初であり、ロールシャッハの源

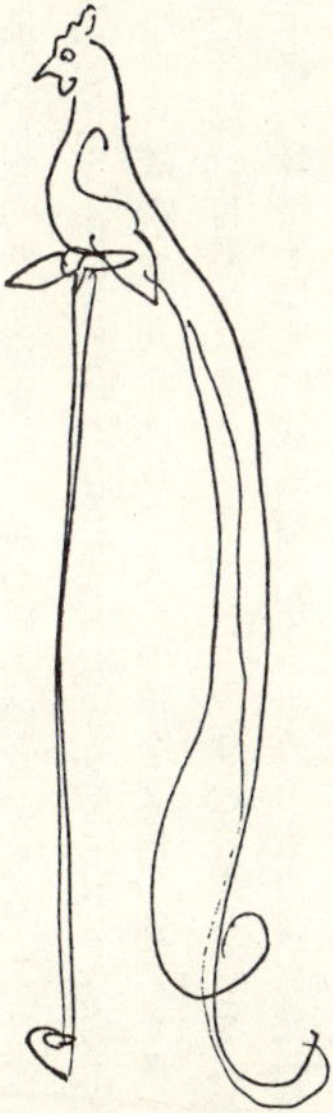

図1　「日本の小さな島」に棲む……なニワトリ」を解しかねて何度も聞き返したので、夫人が即席で画かれた尾長鶏

泉と思想的展開を正確に跡づけた論文である（『ミュトス解放運動』*Les Mouvements de libération mythique*, Quinze/Critère, Montréal, 1978. に著者による仏訳で再録）。

三六歳から四八歳に及ぶ成熟の年を父祖の地スイスで過ごした著者は、フロイトに学んだ牧師分析者オスカー・プフィスター Oscar Pfister に教育分析を受け、精神分析を学ぶ。本書の骨格をなす時代的雰囲気をもっとも直接に感得されたのは――若き日にジャネの弟子であるバリュックのもとにあった時期とならんで――この時期であろう。プフィスターはフロイトを直接識る人であった。[補注6]

シャッフハウゼン病院においては、精神鑑定に従事するうちに犯罪心理学に関心を抱き、「フォン・ヘンティッヒ von Hentig の被害者学を継承しながら、それを精神分析的観点から発展させ」「その成果は「犯罪者被害者間の心理関係」なる一九五四年の論文に結実する。被害者学の祖とされるメンデルスゾーン Mendelssohn もこの論文に着想を得ていっそう理論を押しすすめている……ように、この研究は氏の犯罪学者としての地位を確固とした」[補注7]（加藤）。著者のこの面は一九七〇年一二月、ドイツ犯罪学会が授与する国際賞ベッカーリア賞金賞を受けるもととなる。

著者は一九五二年から五三年にかけてチューリッヒ大学教授を兼務するが、[補注8]すでに五二年九月から一一月にかけて、スイス＝アメリカ財団の援助によってアメリカに研究旅行に出かけ、これが著者の新大陸移住の契機をつくったらしく、一九五三年九月から五八年一二月まで、カンザス州トペカのメニンガー精神医学校の教授をつとめることとなる。一般精神医学とともに精神医学史を講じ、このころから本書の準備作業にとりかかった。一九五八年には『実存 *Existence*』の編者の一人となった。最近とみにヨーロッパ精神医学の英米圏への紹介が目立つが、そのさきがけとなった重要論文集であり、版を重ねて今日に至っている。邦訳もある(岩崎学術出版社)。

この出版を最後に合衆国を離れた著者は、一九五九年カナダに移り、ケベック州モンレアル(モントリオール)のアラン記念病院 Allan Memorial Institute に精神科医として勤務するとともにマッギル大学教授に就任する。ここで家族精神医学について、イギリス系、フランス系、ユダヤ系の三群の家庭を対象とし、児童が発病した際の家族の反応を記述的、社会・文化的、力動的の三視点から詳細に検討する。一九六二年六月、同じくモンレアル大学の犯罪学教授となり、犯罪学および精神医学と並んで、家族精神医学研究の延長上に文化精神医学の研究を展開し、時代の文化的準拠枠と精神疾患あるいは症状との相関性について綿密に検討を加えた(『フランス医学百科全書 *Encyclopédie Médico-chirurgicale*』の精神医学部門の〝文化精神医学 Ethno-psychiatrie〟の項にその要約がみられる)。

一九六五年から七二年まで同市フィリップ・ピネル病院の顧問医、七二年から現在までモンレアル市立病院医師を兼務、一九七七年六月にはモンレアル大学名誉教授となるが、今日まで大学に研究室を持ちつづけている。一九七〇年は本書出版の年でもあり、ベッカーリア賞受賞の年でもあった。一九七八年六月にはさらにカナダ王立学会《ロイヤル・ソサエティ》のジェイスン・ハナ Jason Hannah 賞を受賞している。なお、一九八〇年アメリカ精神医学会終身会員に選出された。

一九七〇年の本書出版は、精神医学界の内外に著者の名を一挙に知らしめた観がある。精神医学史の第一人者として、『アメリカ精神医学全書』の精神医学史の項を執筆（一九七四年）した。わが国には本書もさることながら、文化精神医学会の学会場で著者と知己になった精神科医が少なくない。

一九七九年一〇月初旬、著者夫妻は、谷口財団の招きで来日し、一〇月二二日から二七日まで富士山麓裾野市の富士研修所で開催された国際シンポジウム「精神医学――東と西」に出席された。このことはさきにも少し触れたが、著者自身の発表は「精神療法過程の本性理解の西洋における発展 Evolution of the Ideas about the Nature of the Psychotherapeutic Processes in the Western World」であり、現在の状況を「精神療法爆発（psychotherapeutic explosion）」ととらえ、過去の精神療法概説を序曲として、現在の実におびただしい精神療法を、パノラマとしてみごとに整理してみせ（その医原性への言及評価を怠らなかったところに著者の面目の一つがあろう）、また真の精神療法過程をさぐる六つの方法を挙げ、なお未来の精神療法の探求方向を五つ挙げられた。その方向性はさきに述べたとおりであるが、本書の「マイヤーズ以後忘却されたところの、無意識の神話産生機能に再注目すべきである」という主張の延長上にあるとみなさるべきだろう（谷口財団より一九八二年に出版された[補注9]）。続出する各種の精神療法をほとんどあまさず収録する著者の博捜ぶりとそれを整理する知的目ざとさは、本書以後の著者の知的健在を如実に物語っているといってよいと思う。シンポジウム参加者の香港大学助教授列麦《リーマク》女史は今日得られる最良の精神療法総展望であると訳者の一人中井に語った。全く同感である。

著者は滞日中の一〇月一五日、名古屋市立大学において「ユスティーヌス・ケルナーからヘルマン・ロールシャッハまで――インクブロットの歴史」を、自治医科大学において「ピエール・ジャネの生涯と業績」を講演した。前者は中井の訳で『ロールシャッハ研究』二三号（一九八一年）に使用スライド図版と邦訳が、後者は加藤敏氏の訳で『臨床精神医学』（九巻一号七一―七八ページ）に邦訳が掲載されている。また前者は中井が「エランベルジェ教授とロールシャッハ」（『ロールシャッハ研究』二二号、一九八〇年所載）の中にかなり詳細な紹介をしている。未見の資料を含む（たとえば原ロールシャッハ図版には四周に黒枠があったごとき）講演で、著者は、ロールシャッハの『精神診断学』は単なる心理テストの書でなく、未完におわった独自の精神医学体系の粗描である、と述べ、質問に答えて、「それはおそらく現象学的精神医学の新しい形態となりえたであろう」と推測を下したが、著者のロールシャッハの早世に対する痛惜の念もさることながら、著者自身の精神医学のありどころを示唆するようにも思われる発言であった[補注10]。

7

本書をわが国に紹介する意義には、西欧とはおのずと異なったものがあるだろう。日本医学の近代化の開始を一八五七年、精神医学の移入を一九〇一年にとるとすれば、本書に明らかなごとく、前者はおよそ西欧医学が病院中心から大学中心に移行し、医学の各分科が成立し講座制が確立し、病理学、細菌学をモデル科学とする科学的医学を主流とするという転換が行われた時点に一致し、一九〇一年はまさに第一次力動精神医学から新力動精神医学への大転換の時期——治療を求める社会的雰囲気が一変した時期に相当する。本書にみるごとき、それ以前の西欧社会の厖大な治療の試行錯誤、経験の蓄積をわれわれは全く知らないままで、西欧近代精神医学（とわれわれがみなしたもの）を継承発展させてきたと思ってきた。しかし、たとえば、公式精神医学といわれるものにしても、われわれはドイツ語圏以外を知らないどころか、ドイツ語圏においても、その一九世紀前半の根を知らず、後半すらグリージンガーの臨床実践的側面、精神療法的努力の側面を等閑視し、クレペリーンでさえ、その臨床精神科医としての面目は十分伝わっていない。力動精神医学が、ごく一部の碩学あるいは先駆者の理解の仕方を別として、一般に、第二次大戦前は主に性病理学として紹介されたのは周知のとおりであるが、第二次大戦後、とくに六〇—七〇年代の精神療法高揚期（それが真の高揚か否かはしばらく措くとして）においても、精神療法の危険あるいは要注意点というものを十分さとっていなかった面があるのではあるまいか。力動精神医学の成立以来くり返し手痛い教訓がヨーロッパに蓄積されていたことを十分知ってはいなかったのではあるまいか。一般に、書かれるよりも語られるに適した思想というものがあるが、治療的英知、あるいは禁忌、慎重さの要請というものはとくにそういうものであろう。したがってわれわれの無知もまことに止むを得ない点があったとはいえようが、しかし、もしこの面を知っていたならば乱暴な生体実験に近い精神療法ははるかに早く影をひそめたのではあるまいか。

また、精神医学の範囲をこえて本書は知的社会学あるいはひろく思想史的関心を喚起する力を持っているであろう。その全振幅はもとより訳者の視野をこえるけれども、ただ一例を挙げるならば、一八四八年に始まるアメリカ合衆国の心霊術流行は(原著者も指摘していないけれども)西欧の二(三)月革命と同年で、また南北戦争の前夜であることを考え合わせれば、おのずと感興を催される向きもあるのではなかろうか。

8

本書の翻訳には五年を要した。うち後半三年は実に訳語の再検討、調整、外国語固有名詞の日本語表記、文体の手直し、索引、地図、年表の作製に費やしたが、なお至らざる点の多々あることを恐れる。非常な博識を要求されることはあらかじめ覚悟していたが、聖書やシェイクスピアのコンコルダンスをはじめ、各種辞典、事典、地図類が次々と必要になり、完了の予定は大幅に遅れた（訳者分担、および謝辞は訳書末尾にゆずる(補注11)〈省略〉）。

なお、監訳にあたって独訳、Gudrun Theusner-Stampa 訳、*Die Entdeckung des Unbewußten*, 2 Bde. Hans Huber, Bern, 1973. および仏訳、J. Feisthauer 訳、*A la découverte de l'inconscient,—histoire de la psychiatrie dynamique*, SIMEP EDITIONS, Villeurbanne, 1974.(補注12) を随時参考にした。前者は一箇所しか誤訳がないという原著者の折紙付きの名訳である。後者には原著にない図版（たとえばメスメルの磁気桶）がいくつかあるが、版権の関係で採録しえなかった。

9

原著者は富士山麓のシンポジウムの最終日、中井を呼び、氏の姓の日本字によるさまざまな表記を行わせ、発音させて「エレンベルガー」を選んだ。原著者が「アンリ・フレデリック・エランベルジェ」氏であることは周知に近く、現にゆき子夫人は書簡に日本字で「エランベルジェ」と署名しておられる。そのことに触れると、原著者は「エランベルジェは父の代からの呼び方、祖父以前はエレンベルガーだ、代々そうだった、由緒正しいスイスの姓だ」といわれた。したがって原著者の意向を尊重して急遽著者名を変更した。原著者はいわば邦訳を以てスイス人という出自の紙碑とされようとしたといってよいであろう（西欧語訳では発音を問題にしえない）。そういういきさつであるから、エレンバーガーや、ましてエレンバージャーは困るが、「エランベルジェ」表記は決して誤りでないことを付言する。(補注13)

10

著者はフレッド・エルモン（Fred Elmont――エレンベルガーのフランス風変形）のペンネームで童話作家でもある。前出加藤氏によれば数篇あるとのことであるが、訳者が著者より贈られて手にしえたものは"*Les petits chaperons de toutes les couleurs.*"（『色々頭巾ちゃん』とでも訳すべきか）、挿絵イレーヌ・ボワヴェール（Irène Boisvert――著者の令嬢であるがペンネームかも知れない――とするとおそらくイレーネ・グリューンヴァルトといった本名であろうか）、Éditions internationales Alain Stanké,(補注14) および Éditions Quinze（ともに Montréal）の共同出版（一九七六年）である。七人の令孫にささげられ、「赤頭巾ちゃん」はあってどうして他の色の頭巾ちゃんはないの」と令孫たちにたずねられて「もっとも」と思い書いてみた、という。黄、白、バラ色、青、緑の各頭巾ちゃんが、それぞれ違った出立をして、違った動物たちに逢う物語である。著者の産生したミュトスとしても興味が深いが、ここは分析の場でなく、また、むろん童話そのものとして読まれることを著者は望んでいることであろう。(補注15)

原著者の現在の国籍はカナダであるが、ヨーロッパと絶縁されたわけでなく、ここ数年、冬は南フランス・ガール Gare 県の、中世の俤を残す小都市アンデューズ Anduze で、春から秋にかけてはカナダのモンレアルで、ともに研究生活を送っておられる。原著者夫妻の健康を祈って筆を置きます。

一九八〇年六月

（エレンベルガー『無意識の発見――力動精神医学発達史』弘文堂　一九八〇年）

補注（カギカッコ内は――一九八〇年一〇月一七日付中井宛書簡よりの引用）

（補注1）「ピエール・ジャネ協会 Société Pierre Janet は、アンリ・フォール教授 Prof. Henri Faure がすでにパリに設立していたもので、私が識るより何年も前から存在していた。正確なのは、この協会が入手不能なジャネの著作を再刊しはじめたことである」（「著者の奔走によって」ということである。この辺りの表現のうっかり読み過ごしそうなさりげなさがエレンベルガー先生の持ち味の一つである）

（補注2）「私の医学生時代は一九二四年一一月から一九三四年二月までである。それはドクトルの称号を得るより先に三、四年間のアンテルヌを済ませておくのが義務だったからで、当時はフランスでは何科でもそうだった」（〝レジデンス〟に当たる〝アンテルヌ〟が他国の医学部卒業に当たって授与されるドクトル号に先行していたという意味）

（補注3）「「師は（バリュックの）他にレヴィ＝ヴァランシとカプグラもであった」と著者は

云っているとしていただけませんか」

（補注4）「妻について一寸訂正――彼女は行動生物学をロシアで勉強しはじめパリ大学で続けました、ウィーンではありません」

（補注5）「ロールシャッハ夫人と私共が出会ったのはヘーリザウ Herisau で、夫人のほうはこの市に住んでいたのです。シャッフハウゼンで知己となったのはレギーナ・メックリ＝ロールシャッハ夫人 Mme Regina Möckli-Rorschach で、この人はロールシャッハの義妹です」

（補注6）（中井ははじめ「短期精神療法の創始者アルフォンゼ・メーダー」と聞きちがえていたので）「メーダーでなくオスカー・プフィスターです。メーダーとは手紙のやりとりが主でした。でもメーダーはフロイトとの〝精神分析の揺籃期〟の厖大な歴史資料を私に託してくれました」

（補注7）「被害者学の真の創始者はハンス・ヘンティッヒの高名な著作『犯罪者と犠牲者 *The Criminal and the Victim*』です。私のしたことは、この概念をフランス、アメリカ合衆国、カナダに導入し、アメリカ大陸で最初に被害者学の講義をモンレアル大学で開講したことでしょう」（これにも謙遜が入っていると思われる）

（補注8）（履歴書にはそうあるけれども）「チューリッヒ大学ではなく、チューリッヒの〝フォルクスウニフェルジテート〟（市民大学）――生涯教育ですね――においてです」

（補注9） Teizo Ogawa: *HISTORY OF PSYCHIATRY――Mental Illness and Its Treatments*――Proceedings of the 4th International Symposium on the Comparative History of

Medicine—East and West, Division of Medical History, The Taniguchi Foundation (October 21-27, 1979, Susono-shi, Shizuoka, Japan), Published by Taniguchi Foundation by Saikon Publishing Co., Ltd., 216p., 1982.（東京都千代田区平河町一—八—一三和田ビル内「菜根社」）

（補注10） Duguay, R., Ellenberger, H. F. et coll., *Précis Pratique de Psychiatrie*, Chenelière & Stanké/Maloire, 720p., 1981.

（補注11）「（中井の英文による全員の紹介を付した）訳者のリストをとても感慨深く読みました。深い感謝の意をお伝え下さい」（訳者たちと名古屋で一九七九年一〇月一五日夕食を共にされた）

（補注12）「御目に留まったかと思いますが、ドイツ訳、イタリア訳はすぐれたものです。（スペイン訳もまあそうです）。フランス訳についてはこう言って下さいませんか——「フランス訳は数百箇所の誤りがあったが、著者が訂正して、それは出版に間に合った。この本には、英語版刊行後に著者が発見した興味深い図版が数箇、たとえばバケ（磁気桶）が載っている」」

（補注13）「私の名を祖先伝来のドイツ語発音で日本語に翻字されたことを感謝します。私の祖先たちも讃められたみたいでとてもうれしいのです」

（補注14）「六人が女で男は一人です」

（補注15） 日本で一部が教科書版として出ている。表紙、挿絵は原書のままである。フレッド・エルモン著、内藤陽哉・松本陽正編、『黄ずきんちゃん』駿河台出版社、一九八二―八四年。「あとがき」に本書によって存在を知り、著者の経歴を知ったという編者の謝辞がある。一九八二年版はエランベルジェ教授が手にとって非常に喜ばれた。

追記

私は同書を『いろいろずきん』として訳し、挿絵を付して、みすず書房から絵本として出版した。(一九九九年、絶版)

吉田脩二『思春期・こころの病――その病理を読み解く』序文

吉田氏が新しく本を書いたので、生村吾郎氏を介して序文を依頼して来られた。吉田氏は、新しい本を出すのに私の助力が要る人ではない。そもそも吉田氏は学会にも属さず、むろん出席せず、雑誌に論文も発表しないことを旨としてきた人である。基礎医学である解剖学の大学院から精神医学に転じているが、大学も大学院も金沢であると聞けば、精神医学に大きな地殻変動を起こした金沢学会を思い合わせずにはいられないであろう。

実際、この変動のさなかという時期に、氏は、いかなる契機によってか、精神科の道にはいり、精神科医となって、今や二〇年。二つの診療所を主宰し、個人的研究会には私のいる大学の若手も出席させていただいている。氏の著作も一〇冊目だという。

では、どうして氏が私に序文なり何なりを依頼してきたのか。結局、氏は好意的に、私を一種の先達と誤解しているのであろう。しかし、たしかに一〇年以上の年長ではあるが、臨床医としては多くの点で氏に及ばないことが自分でもわかる。多くの時間を統合失調症の患者にあてきた私には、神経性食思不振症やリスト・カットを繰り返す患者や、その他本書に出てくる患者たちには、ひどく不器用な医者である。氏が読みとく彼あるいは彼女らの心のひだに、私ははっと目のうろこの落ちる思いがする。

氏の属する「団塊の世代」すなわち〝学園紛争〟世代の医師は、多く、道のない坂を登るような修行をしてきた。いちおう舗装してある道はあるのに、そこを登った先はほんとうの山頂ではないとして、藪をこぐほうを選んだのである。これは楽な道ではない。連帯などという言葉が虚《うつ》ろに聞こえる、独りの道である。そして、臨床の努力をやめたり、一時中止する理由はいつもあった。氏がつねに臨床のためのヒゲ根を伸ばす努力をやめなかったことは、その著作を追って読めばさらに明らかになるだろう。

この本は、医師や看護師その他の医療関係者が読んでも大いに得るところがあるが、患者あるいはその家族が読んでも、得るところが必ずあるかどうか、読むほうがよいかどうかまではわからない。しかし、少なくとも読まれて困るとは私は思わないし、患者あるいは家族自身もおそらく悪い気がしないだろう。あるいは、先生、ここはこうですよと教えてあげたくなるかもしれない。もし、そうであれば、私がこの本に感じる、著者の善良さというものが、患者にも家族にも伝わる種類のものであるということになる。

医師の持つ二つの顔――患者向けと仲間向け――の違いというか落差をあまり感じないのが、この本が多くの悪性精神科書と区別される意味での良性精神科書である証拠の一つであると思う。後の証拠は読者の発見の楽しみにしよう。

（吉田脩二『思春期・こころの病――その病理を読み解く』高文研　一九九一年）

蜜の泉からの贈り物――『ギリシア詩文抄』（北嶋美雪編訳）解説

この本には、私の数え方に間違いがなければ、二二人の詩人、一九人の哲学者あるいは哲学解説者、三人の劇作家（なぜかソポクレスがない）、一人の歴史家、おなじく一人の医学者、合計四六人が参加している。この人たちについて論じるか、一切目をつぶるかしかない。本文の中にも註解をつけるはずのところがいっぱいある。

表題にさえ註解が必要かもしれない。親本の表題を『ムーサイの谷の蜜の泉から』というが（本書は文庫版）、ムーサイとは芸術神ミューズであるとまずいっておくのが親切だろう。ムーサイは後になると九柱の優雅で堂々とした女神になるのだが、元来は女神以下の格の低いニンフ、まあ妖精、であって、さびしい岬や峠に住んでいた。詩人は荒涼たる無人の地でムーサイに出会うことによって詩人となるのである。このような「ミューズとの出会い」が詩人の条件であるところから芸術との縁ができた。この本に出てくるヘシオドスもピンダロスも、この出会いを経験したという。北嶋さんはこの本をそういう芸術の泉からの抜粋であると考えておられるのであろう。註なしでまあ一つ読んで下さいというのが北嶋さんの本意なのであろう。そうでなければ、古代ギリシアについての知識豊かな北嶋さんが註をつけないはずがない。

作者さえ年代順に並べてあるわけではない。ジャンル別といっても実に大まかである。この本は古代ギリシアの抒情詩、叙事詩、歴史、哲学、劇、博物学、医学などのテクストから自由に採ったモザイクであり、コラージュであるといってよさそうだ。そもそも北嶋さんはどうやらモザイクとコラージュがお好きなようである。親本である一九八四年の彌生書房版は、現代ギリシアで勉強された藤下幸子さんのモザイクとコラージュの装丁に飾られた美しいものである。自由な遊び心によって、意外な組み合わせを楽しみ、またこのギリシア人がこんなことを言っているとは、と読者を驚かせる仕掛けがいっぱいある。

そもそも、蜜の泉とは蜜蜂の巣である。巣に蜜蜂が出入りするように、私たちはこの本に自由に出入りしよう。百人一首の作者たちについて私たちが何も知らなくても、それはあの百首の和歌を味わう妨げに全然なっていないのと同じである。

北嶋美雪さんという美しい名をお持ちの編訳者は、古代ギリシア哲学者、特にプラトン研究家として活躍しておられる学習院大学教授である。

専門家としての哲学の論文をいくつか送っていただいたが、私のような門外漢には歯が立たないものであった。

これはまったくの憶測であるが、哲学研究を長くやっていると、花とか空とか海という自然で素朴な言葉を使いたいという、言語意識の反乱衝動が高まるのではないだろうか。そういうことは哲学者すべてに起こるとは限るまい。哲学は言葉の肉体的な厚みをそぎとることを目指すのであろうが、詩は逆に言葉を肉体を持つものとして扱うところに成り立つのである。言葉を果汁の滴るような、あるいは手に触ると火傷をするようなものとして感受するところに詩があるのだと私は思う。北嶋さんにそういう感受性の疼きがなければ、これらの詩を訳そうという気にならなかったにちがいない。

そういう言葉のみずみずしさは、古代ギリシアの詩の多くが断片でしか残っていないために、いっそう強調されて感じられるかもしれない。

この本の初めのほうにある三つの詩の断片の原詩を、北嶋さんの訳に並べて挙げてみよう。古代ギリシア語のアクセントは抑揚の高低であって、「ひらがな表記」が合うと思う。細かいことを言いだすときりがない。まず冒頭の詩。アルカイオスである。

岩と波白ぐ海との子／……／わらべらの心を誇りかにする／お前、海の法螺貝

ぺとらーす・かい・ぽりあーす・たらっさーす・てくのん
……えく・で・ぱいどーん
かうのーす・ぷれなーす・あ・たらっしあー・れぱす。

「ぺとらー」が「岩」、「たらっさ」が「海」、「てくのん」が「息子」、「ぱいどーん」が「子ども」、「れぱす」が「法螺貝《ほら》」である。これぐらい目鼻をつけておけば、後は何度も音調に向けて、そして口の中で舌が上顎や歯に触れる感覚に集中すればどうであろうか。北嶋訳の日本語にも敬意を表しよう。「わらべらのこころをほこりかにする、おまえ、うみのほらがい」はかなりよい音調と微妙な口腔感覚を持っていると私は思う。

次は女性詩人サッポオである。

夕星《ゆうづつ》よ／光をもたらす暁が／散らせしものを／そなたはみなつれ戻す／羊をかえし／山羊をかえし／母のもとに子をつれかえす

えすぺれ・ぱんた・ぺろーん、おさ・ぱいのりす・えすけださうおーす、ぺれいす・おいん。ぺれいす・あいが、ぺれいす・あぴゅ・まーてり・ぱいだ。

これはレスボス島の方言で書かれている。「えすぺれ」が「夕星よ」、「ぱんた」が「みな（を）」、「ぺろーん」が「運ぶ」（現在分詞）、「おさ」は「ぱんた」にかかる関係代名詞「ところのものを」、「ぱいのりす」は「輝く」、「えすけださうおーす」は前半が「散らした」、後半が「暁が」。「ぺれいす」は「（きみは）運ぶ」、「おいん」は「羊を」、「あいが」は「山羊を」、「あぴゅ・まーてり」が「母のもとに」、「ぱいだ」が「子どもたちを」となろうか。この見当で、後は「言葉の肉体」に集中しよう。

サッポオの詩は特に口調がよい。婚礼の場で少女合唱隊によって歌われた祝婚歌が多いからか。「ぺれいす・おいん。ぺれいす・あいが、ぺれいす・あぴゅ・まーてり・ぱいだ」は誰が口ずさんでもすばらしいのではないかと思う。この詩は、明治時代に上田敏に（英語からであろう）翻訳されて以来、何度も日本語に移されている。夕方、花婿のところに連れられてゆく乙女を本来のところに「連れ戻す」と歌ったのだという。

最後にもう一つサッポオである。

山峡《やまかい》に　羊飼いらの／足に踏まるも／なお土くれに　紫と咲く／ヒアシンスの花のごとくに

おいあーん・たーん・ゆあきんとん・えん・おーれし・ぽいめねす・あんどれす
ぽっし・かたすていぽいし・かまい・でて・ぽるぴゅろん・あんとす

「おいあーん」は「のように」、「たーん・ゆあきんとん」は「ヒアシンス」、「えん・おーれし」は「山峡に」、「ぽいめねす・あんどれす」は「羊飼いたち」。「ぽっし・かたすていぽいし」は「足で踏みつけられる」、「かまい」は「土の上に」、「でて」は「なお」、「ぽるぴゅろん」は「紫の」、「あんとす」が「花」。

訳者は「やまかいに　ひつじかいらの」「むらさきと　さく」の音の響き合いを愛しているのではなかろうか。これも祝婚歌である。花婿の荒々しさに踏みしだかれてなお美しい花嫁ということであろうか。サッポオには失われる処女性を悼む祝婚歌が少なくない。重ね合わされているイメージは、嵐と雨の不機嫌な冬の後の、にわかな春の訪れに咲くギリシアの花の鮮やかさである。氷河に覆われたことのなかったギリシアの植物相はヨーロッパの中で群を抜いて豊かである。

さて、北嶋さんは、哲学者として「レトリック」、つまり、言葉を運び、論を運ぶ、その仕方に興味を持っておられるということである。これとこの本とも無関係であるまい。「人間は夜になると自分のために明りをともす。眼の明りが消えるからだ。だが睡眠中は生きていても、死者に接しているし、目覚めていても、眠っているのと紙一重だ」（ヘラクレイトス）

「眠っている時は、心の眼が明るくなって、はっきり見える」（アイスキュロス）

「眠りは夜明け近くなると／ひときわ甘く　目蓋にしのび寄るもの」（エウリピデス）

「眠り」と「明るさ」とについての、全く違った著者の三つの言説が並べられて、おたがいに照らし合う。このように、肉体について、死について、死後の世界について、あるいは宇宙について、地理について、うつろいゆく世のことどもについて、さまざまの言説がつぎつぎに現れ、哲学も博物学も悲劇も同じ権利で同じく自己を主張しては、次に席を譲ってゆく。これは北嶋さんの創られた不思議な一世界である。

（『ギリシア詩文抄』北嶋美雪編訳、平凡社　一九九四年）

佐竹洋人『夫婦の紛争——家庭裁判所調査官の眼』序文

佐竹洋人先生のような大家が私などに序文を求められるのは、家庭裁判所調査官というものについて、やはり世間に一言してほしいお気持ちがあるからにちがいない。ご自分では言いにくいということもあろう。

わが国では、だいたい、内容より看板のほうが立派なものだが、「家庭裁判所調査官」に限っては反対である。わが国でもっともすぐれた、学識も実地経験も豊富なケースワーカー、臨床心理士が集まっているところが家庭裁判所であり、その名は調査官というのである。世間にあまり知られていないのは、当然のこととして縁の下の力持ちであり、また特に脚光を浴びないようにしているからであるが、退官後には大学教授になられる方も多く、その他にもさまざまな形で社会に貢献しておられる。佐竹教授もその一人で、退職調査官である。

残念ながら、わが国では臨床心理士やケースワーカーを志願する人のための社会の門は狭い。大学の定員こそたくさんあるのだが、実習の機会が非常に少なく、少ないままに教職についたりする。

ところが、家庭裁判所調査官は、大学院修士クラスの人も含め、そこから厳選して、みっちり研修をして、各地の家庭裁判所を転勤しながら経験を積んでゆく。さらに研修会があり、内地留学もあり、海外留学もある。経験の機会と量とが抜群である。それだけ国はお金をかけているということでもある。当然、狭き門である。

家庭裁判所には判事がいるけれども、それは調査官の報告にもとづいて、報告を待って仕事をする。判事がジェネラリストであるとすれば、家庭裁判所調査官はスペシャリストである。

面接を重ね、心理テストを行い、家族面接、家族合同面接を行うのは、報告書作成のためばかりではない。それだけでなくて、調査官は「家庭環境調整」を行う。つまり、心理治療、ケースワークを行うのであって、それが成功すれば、裁判や調停は不要になる。

この機能が、調査官の存在を独自なものにしている。それも、一般の心理治療のように漫然といつまでもやっているわけにはゆかない。限られた時間のうちに結論を出さなければならない。また、官としての権限がある。調査のための強制力は持っていないにしても。

こういう調査官が生まれたのは、やはり、一九四九年に発足した家庭裁判所が、いわば相手の気持ちを理解し、環境を生きやすいものにすれば人間は立ち直る可能性があるという、人間を信じようという思想、相手の身になろうとする立場に立つ、珍しい裁判所だからであろう。

家庭裁判所は「家事」と「少年」という二本の柱から成り立っている。「家事」は家族、主に夫婦の紛争を扱うのであるが、できることならば結婚を継続させようという前提で仕事をする。「立て直し」の機会を与える場所である。

どこの家庭裁判所も、あまりいかめしい建物ではなくて、よく正門と玄関との間の前庭に「母子像」がある。どうも母子の味方で夫と父親に厳しいのではないかという半分冗談の批評があるが、女性の権利がようやく文字の上だけ男性と並んだばかりの発足時代には、文字どおり弱者の側に立つという宣言を目に見える形にしたのであろう。それから半世紀近くが経ち、社会変化の中に家庭裁判所も洗われたけれども、基本的なあり方は変わっていない。貴重な存在である。

佐竹先生は、その期間をずっと調査官として働いてこられ、特に家事で有名な方である。私は先生の「意地」にかんする研究の成果である『「意地」の心理』（創元社）の編纂には精神科医側として参加した御縁があるが、私はもちろん先生の驥尾《きび》に付したに過ぎない。この「意地」というものが日本人の社会行動を大きく規定していることは誰しもうなずけるのであるが、われわれは空気のように「意地」のある世間に生きているので、先生がいわれるまで、精神科医も、その重要性と構造にまで考えが及ばなかったのである。

先生は、ある時、仲の悪い夫婦が離婚するかしないかについて、簡単な法則を述べられたことがある。同居している夫婦はすったもんだしても離婚しない確率が高く、別居するときれいごとを言っていても結局離婚してしまうことが多いというのである。何だと思われるかもしれないが、経験の底から滲み出た、一見平凡な結論は、実地においてなるほど当たっていると思うことが多い。動物の場合にも、二匹を同じケージ（かご）に入れて飼えるのと、飼えないのとでは、相性がどちらがいいかはいうまでもないことである。人間の場合にはさらに、別居しているうちに別個の新しい歴史がそれぞれに始まってしまうということもあるだろう。何という事件がなくても、である。阪神大震災によって家族が疎開して別居生活になったために、一気に問題が表面化して離婚の方向に走った実例を私も経験した。

どんな場合にも結婚の継続が善であるとは思わないけれども、うかうかと離婚する人は少なくない。同じ相手と二度、三度結婚する人も結構いるのである。そして、親の離婚は、子どもにとって残酷な親から解放されるという場合もないわけではないが、一般に子どもにとっては得るところよりも失うところがずっと大きい。また、家庭の危機というものが叫ばれているけれども、家庭と同じ効能をもった制度を人間が新しく発見し、確立できるかどうかは疑わしい。それができる個人はあるであろうけれども、社会としては、もっとも大規模な実験だった人民公社もあっさり解散してしまったのである。

佐竹先生の新しいご本が、夫婦の危機を考える人、考えざるを得ない人、さらに一般の読書人のために迎えられることを願う次第です。

神戸にて

（佐竹洋人『夫婦の紛争――家庭裁判所調査官の眼』朱鷺書房　一九九五年）

安克昌『心の傷を癒すということ——神戸365日』序文

安克昌はナイスな青年であり、センスのある精神科医であり、それ以上の何かである。私などの世代が統合失調症臨床を開拓しようとした後を承けて、それに取り組みながら、すでにより新しい心的外傷の理論と臨床とにいちはやく着手して、この分野に先鞭をつけていた。

このひそかな準備性は阪神・淡路大震災によって明らかにされた。地震がやってきた時、新しい何が待っているか、それに対して何をなすべきかをもっともよくわきまえていたのは彼であった。

それでも、新しい事態は常に予想外を伴ってくる。彼は、戸惑い、ぶつかり、出口を模索しながら、こころのケアのネットワークの立ち上がりの一翼を担った。それが、少数の不屈の人間たちによって、みるみるうちに形づくられてゆくのを、彼は、自身も現場に参加しながら、冷静に観察していた。そうして、来援者のコーディネーション・システムの神戸側に加わった。この、コーディネーション・システムの早期における自発的形成ということが、今回の震災の精神医学キャンペーンにおける大きな特徴である。

個人的アプローチとしては、避難所訪問は、彼のほとんど数日のうちにつくりあげたモデルによって初めて軌道に乗ったということができる。彼は、その創始者であり、これによって全国から来援する精神科医たちが、その働く場を見つけることができた。そうして初めて、数日交替でくる、地域に不案内な来援者たちが有効な何ごとかをなしえたのである。それは希有な一次的予防精神医学の実践であった。

他方で、彼は神戸大学病院の常勤医師として、入院及び外来の患者を診つづけた。さらに、「官房長官」に当たる「医局長」として人事を切り回さなければならなかった。それは平時の人事ではなかった。行方不明者がいないかどうかを探し、全員の安否を確認することから始まって、来援者を迎え、接遇し、配備し、他方で傷ついた精神科医を休ませ、再起の方法を考えた。そのうちにも、通常の人事の季節はやってきた。医局にいると、彼を求める電話がいつもかかりにかかっていた。

この震災の中で彼は多くのものをみた。にもかかわらず、彼の筆致は淡々として、やわらかであり、まろやかでさえある。その中に、彼の悼みと願い、怒りと希望とを読み取ることは読者が協同して行う仕事となるであろう。

私は一足先に報告書を書き、また一年間の報告書を書いて、この本と前後して出版する。しかし、私は立場と年齢とによって、ほとんどいつも通信機能を備えた場所にいて、多くの情報は間接的なものであり、現場の瓦礫を足の裏に感じながら書かれたこの本には一目を置くものである。
若さと果断沈着さとに敬意と一抹の羨望とを感じつつ、記して序とする次第である。

（安克昌『心の傷を癒すということ――神戸３６５日』作品社　一九九六年）

徳田良仁先生プリンツホルン・メダル受賞記念会への祝辞

敬愛する徳田良仁先生のプリンツホルン賞受賞を心からお祝い申し上げます。

先生がおられなければ、確実に日本の芸術療法学会というもの、『芸術療法』という雑誌、そしてわが国の精神医療における芸術療法的アプローチの隆盛という事態は存在しなかったでしょう。かりに存在したとしても、これ程持続的に、これ程発展的になってはいなかったでしょう。多くの者が共通の関心によって生き生きと結びつけられることはなかったでしょう。歴史に「もしも」ということばは禁物だそうですが、しかし「もしも」ということばが相当の確率で妥当する場合があり、今のべたことはまさにそういう場合だと思います。

これは長き求めの果ての栄光でありました。四半世紀以上、先生は表現病理、芸術療法という、きわめて多くの顔を持った怪物を手なずけて倦むことがなかった。これ一つだけでも驚くべきことです。

しかし、それだけではありませんでした。先生は、学会のために、会誌のために、限度を越えた奉仕をしてこられました。たとえばどれだけの自腹を切って、どれだけの労力を支払ってこられたか、国内国外との通信ひとつをとっても、あれだけ倦まずたゆまず続けることは並みの努力家ではできないことです。

つまり、研究者であり治療者であるだけでなく、先生は、プロデューサーであり、時にはスポークスマンであり、時には寛大な庇護者であった。一言にして言えばすぐれたオーガナイザーであったということです。ひとつの学会がこれほどまで個人による恩恵を受けているということは実に稀有なことです。先生としてはこうなることは不本意なこと、いわば必要悪であったかも知れませんが、結局ほかのありようはどうしても考えられません。これまた実に高く評価されるべきことだと私は思います。世に研究者が掃いて捨てるほどあったとしても、研究の気運を醸成し、前進の途をなだらかにし、そしてその研究分野を他に承認せしめた人は実に少ないと思います。

しかし、ふしぎにも一つの学の興隆期にはこのような例外的な個人が出現し、その尽力が非常に有効となるようです。日本に例を求めれば戦前における理論物理学の仁科芳雄氏、戦後における分子生物学の渡辺格氏はそのような人でありました。このような人のもとで興る学の特徴は、自由で活発な討論であり、個々人間《じんかん》の友情が育つことであり、そうして、参加しているうちに有意義なことをしている気になってゆったりとした自信が増大することであります。海外に対する劣等感もなく、さりとて視野狭窄的な国粋主義にも陥らずにすむことであります。われわれの芸術療法学会がこのような特徴を備えている――と私は思います――のは言うまでもなく生みの親である徳田先生の人柄と尽力なしでは考えられません。時に活発すぎる討論でさえも、多くの学会とちがって個人的なしこりを残すことなく、かえって人と人を結びつけてきたのです。

プリンツホルンという人は孤立者といえ、またすぐれた先駆者であります。彼の仕事がマイルストーン的地位を占めることを認めるにやぶさかではありません。

しかし、です。プリンツホルンのやったことはどういうことでしょうか。彼はヨーロッパの精神病院を四、五十も廻って患者が画いたまま片隅に埋もれている絵を集めてきました。それをもとにして、当時最新の精神医学的分析法を使ってあの一冊を仕上げました。たしかに才子の面目躍如たるものがあります。ハイデルベルク大学精神科に入ってわずか三年のことです。

出発点としてはそれでよいでしょう。しかし、彼は、ここから出発して自験例を以て仕事をつづけて行くことをしませんでした。彼が次に出したのは『捕虜の絵画』であります。敢えて言えば柳の下に二匹目のドジョウを求めたといいたくもなります。これは当然のことながら成功しませんでした。そこで彼は精神分析に走り、それにも倦きて歌手となったり、彷徨して最後には職業的政治演説家となって早世しています。おそらく今のことばで言えば「モラトリアム人間」だったのでありましょう。したがって、彼に対象への愛を求めるのは酷かも知れません。患者の絵は彼にゆきずりの道ばたの雑草であったのかも知れません。彼は患者の絵に「ビルトネライ」とわざわざ蔑称をつけているが、患者の絵を絵であることくらい認めてどうしていけないのかと言いたくもなります。むろん、かりそめの対象と取り組んできらきらしい光を放つものをつくり上げたのは大したことです。しかし、そのためにいささか奇妙な絵ばかりを集めた嫌いがなくもありません。精神病者らしい絵というステロタイプができ上るうえでの彼の影響は少なくありません。したがって、功罪相半ばすると言うべき点があると私は思います。

これは徳田先生の示しつづけてこられた対象愛と大変違っています。徳田先生は、この愛のもとに、すべてを自験例で、しかも治療的な営みの中で得たものにもとづいて発言してこられました。おそらくプリンツホルンには、絵画を治療に活用するということは思いも寄らなかったことでしょう。これに反して、徳田先生は——加賀乙彦氏の『頭医者事始め』に先生らしき人物が登場いたしますが——それによると最初の最初から治療ということを夢みておられます。このことは今日の日本の学会の独自性、あるいはアイデンティティにまっすぐつらなっていることです。徳田先生にプリンツホルン賞を与えたドイツの同僚も、実際、日本のこのような特性を高く評価していることは私の直接耳にしたとおりです。その結果が先生を祝う今日の集いとなって結実したわけで、プリンツホルンもこれは大変うらやましがるのではないかという気がいたします。さらに言えば、私はプリンツホルンが結婚していたかどうかは存じませんが、かりにしていたとしても、徳田秀子夫人のように、夫の仕事を理解し、いとおしみ、かゆいところに手の届くたすけ方をする良い伴侶にはよもや恵まれていなかったと信じます。奥様にもお祝いを述べてしめくくりとさせていただきます。

（「芸術療法」一四号　日本芸術療法学会　一九八三年）

＊芸術療法学会長徳田良仁博士のプリンツホルン・メダル（西ドイツ表現病理学会の栄誉賞）授賞式におけるスピーチ原稿である。

遠藤四郎先生の思い出

1

遠藤四郎先生の突然の御逝去は私を茫然とさせました。もう少しお互いに余裕ができたら語り合うことももまだ色々あったであろうにと残念でなりません。

2

私が、四郎先生とお近づきになれたのは、先生が青木病院の臨床医であられた折に、私がこの病院に就職したからです。結局、九年近く、ご一緒に臨床の仕事をしたことになります。常勤医としても六年前後を私はこの病院で過ごし、多くのことを学びました。私の臨床の核を作った場の大きな一つとして、この病院、そして四郎先生をはじめ病院の医員職員らと過ごした歳月は忘れえぬものです。四郎先生も、少し若い私も三〇代でありました。

年齢は接近していても、中途転向者である私とくらべれば、四郎先生は大先輩です。しかし、先生は、そういう指導者風を吹かせるような人では全然ありませんでした。同僚として温かく接し、私などが仕事のやりやすいように気を配る態度は一貫したものでした。ある面では非常にきっちりしておられた先生ですから、これは治療チームのあるべき姿とその中における自分の位置をよく認識してのことであるに違いありません。

そうではありますが、それだけではないようにも思われます。私は力動精神医学の立場をとっていましたが、明らかに先生はその立場ではないにもかかわらず、そういう根本的な点については、よく別の立場に立つ人から聞く皮肉のようなものは一切ありませんでした。病院には当時、出身校も北は北海道大学から南は九州大学までにわたる、立場も色々な医師たちが働いていました。それが独特の活気を作って、この病院の特色ともなり、私などにとっては働きながら自然に吸収することの多い、今振り返っても仕事のやりがいもあり、やりやすくもある職場となっていました。しかし、多種多様な人々が集まれば自動的にそうなるわけでは決してないのは世に数々の例のあるとおりです。今にして思えば、この雰囲気を多年にわたって維持したのには、四郎先生のようなシニアの医師の寛容と忍耐があってのことだと気づきます。議論のための不毛な議論はしないということと、お互いのよって立つ根本的な立場を尊重するということと。ある時、病院の治療的立場はどうあるべきかという議論が夜遅くまでなされたことがありましたが、結論は、各人がもっとも良いと思う治療を行うことがいちばん患者のためになり、成績が向上するというものでした。こういう結論には、なかなか、特に日本ではというべきでしょうか、達しにくいものです。また、一〇人を越す医師が集まって、その中でスケープゴーティングのようなことは一切起こりませんでした。これも、私がその後この病院を出て世間を渡ってゆくうちに、実に希有なことだと改めて思うことです。

3

これを支えていたものの一つには、四郎先生の、本性的ともいうべき教育熱心というか、もう少し広く、若い人が伸びてゆくためには、陰になり日向になり援助と協力と支持の労を惜しまないという、無償の愛のごときものであったと思い当たります。

先生は学問好きで勉強熱心であられただけでなく、学問好きな、勉強熱心な若い人を大変好まれ、そのためには、普通は先輩のしないような犬馬の労さえも惜しまない人でした。現実の色々な問題を乗り越えて進もうとする者に先生は苦学なさった御自分の分身を見ておられたのでありましょう。それにしてはふがいない……とひそかに嘆かれることもおありだったでしょうが。

教育熱心については、たとえば、脳波の読み方について実に懇切丁寧に、理論と実際とに共に密接した手ほどきを、病院に勤める者は申すにおよばず、先生の名を聞いて訪ねてくる者のどれだけにされたことでしょう。私はふがいなく、先生の傍にいながら脳波文盲で終わりましたが、それでも、私の患者の脳波を前にしての解説は実に面白く、また、脳波から当時の臨床像を言い当てられ、以前の脳波と臨床像からの変化を推定されました。それからその人の人となりの推測まで。それが驚くほど事実をいいあてていたので、訓練を積んだ脳波専門家というものはレポートに書く以外に実に多くのことを読み取っていることを知って毎度おどろいたものです。それはまるで優れた心理臨床家がロールシャッハのプロトコルを前にして語っているようでありました。私は、よく先生のレポートをコピーしてファイルし、そこに先生のいわれたことを書き加えて置きました。今となっては貴重な資料です。そして今にして思えば、単なる脳波解読力でなくて、先生の人間についての認識が底にあってのことだとうなずけます。

実際、先生は脳波に限らず、非常に広く勉強しておられました。「せんせいの立場からするとこういえるのでしょうね」と力動精神医学的見地からの見解を口にされたことも一度二度ではありませんでした。先生は、学問的に自分の立場しか見えない、わからない人では全然なく、相手の立場になって考え、感じることのできる人であったと思います。それが、先生の教育の巧みさともなって現れ、また、ご自身の研究の隠し味ともなり、さらに、ある高度の学問的内容をよくわかるように解説する異例な能力ともなって現れたのではないでしょうか。実際、一九八一年から二年ばかり私のいる神戸大学の講師になって大学院の講義をしていただきましたが、非常にみごとなもので、精神生理に普段うといものも「遠藤学」にだけは講義を聞いただけでかなり通暁してしまったものです。ああいう講義は、視野狭窄的な学者にはできるものではないように思います。

4

こう書いてきて、改めて先生のスライドの見事さが目の前に浮かびます。勤勉な先生はあのためにどれだけの深夜業をなさったことでしょう。そのことも目の前に髣髴とします。同時に今はたと思い当たるのは、先生が稀なるイメージ的思考の豊かな方、ほとんどエイデティカーと言ってもよいくらいの方だったのではないかということです。それは先生の生産性の高さと見通しの良さとの何割かに貢献していたのではないだろうかという気がします。私の患者の脳波を解説される時、よく手つきで脳を示し「この誘導はこのように脳を切ってゆくのだから、この辺がこうなっているのでしょう、そうするとここと密接につながっているのはここやここだからこういう症状が出てもおかしくありませんね」というふうな語り口で進められたものです。先生には、はっきり脳が見えていたに違いありません。そういえば、「あっ、この人、皮質が薄い、すけすけで皮質下の構造が丸見えだ」と通りすがりに脳波を一瞥してつぶやかれたこともありました。研究の構想を練る時にも、この特質はよく発揮されたに違いありません。

5

先生が志しておられたのは、無論、研究の道であったでしょう。しかし、先生は重要な年齢を精神病院の多忙なシニア医師として送っておられます。そして、そこで私が見たものは、何につけても引き受けたものに全力投球せずにはいられない先生の姿でした。

深夜、私の患者の容体が悪くなると、当直でなくともすでに連絡を受けた先生が病院に出向いておられ、病院から電話が掛かってきます。私は、とにかくそちらに行きますと返事しますと、五キロ程離れた私の団地まで先生はフォルクスワーゲンを運転して迎えに来てくださったものです。私の当直の時も何かあればすぐ駆けつけてくださいました。こういう時、一人と二人とでは事態への対処の内容も、こちらの余裕も大違いです。半分冗談で「機動医療チーム」などと言っておりましたが、私には大変勉強になりました。

先生は、現在ようやく騒がれている救急医療にも確実な技術を持っておられました。また、学理と実際を結びつけて理解する能力は際立っておられました。おそらく、そういう考え方が習慣にまで高められていたのでしょう。思い出すのは、まだハロペリドールが導入されて間もなく、一般に広まっていなかったころにいち早くその価値を認めて、その結果、一時保護室が空になり、さらにはその床が乾いたといわれるようになったことです。当時はまだ派手な緊張病患者が新入院者のかなりの率であった時代でした。また自殺患者を千何日も出さなかったという記録は、病床数から見てわが国の現在でもなかなかないことであろうかと思いますが、それが達成されたのも、先生の診療部長時代でした。臨床的な問題についてもよく考えて明快な答えを出された場面があれこれと思いだされます。

当直を人以上に引き受けて、その深夜を実験にあてていられたのは、決して頑健な身体でなかっただけに、今思い出しても驚くばかりです。実際、当時の先生は人の二倍生きておられました。研究一本だったらどうだったろうとは、つい考えてしまうことですが、当時は大学で研究一本に生きることなど不可能なことでした。結果として、先生の臨床体験は、その後に大きく生きたとは思いますが、身体に並々ならぬ負荷であったことは確実です。

ただ、当時は私たちは三〇代でした。その研究生活習慣を四〇代、五〇代に持ち込んでゆかれたのは、学問の進展に引かれての、已むを得ない、いや学者としては本望とさえ言えることかもしれませんが、私たちには取りかえしがつかない損失を生んだ遠因になっていはしないかという気がいたします。美智子夫人が御自らも精神科医としての激務の傍ら、先生の性格をよくのみこまれて、先生を支えられ、先生が病まれて特効薬がないと知るや、漢方まで学ばれて先生の健康を維持しようとされなかったならば、あるいは先生はさらに生命を早められたかも知れないとさえ思うのです。

と申しましても、私たちは当時三〇代でした。土曜日の診療が終わると車で信州の山荘に駆けつけて山のつぶらな星を眺め、解放感に浸り、そしてやはり話は精神医学に落ち着くのでありましたが、それでも生きていることが全身で実感されるような時間でした。これを書いていて、私は今でもあの蓼科の麓の夜気のかぐわしさを呼吸する思いがいたします。当時は、誰でもそうであるように、ああいう時間が永遠に続くかのように錯覚したのでありました。私たちが初老を迎え、先生がふっと立ち去ってしまわれたのが現実なのか、それとも先生たちと過ごした、医師としても人間としてもいちばん脂の乗っていた時期が現実なのか、ふとあやしくなります。先生の御逝去は、埋めることのできない大きな穴を私の心にあけましたが、私たちの間に先生の思い出が生きている限り、先生はある意味ではこの世に生き続けておられるとも言えましょう。まだまだ思い出は尽きませんが、ひとまずここで文を閉じることにいたします。

（追悼文集への寄稿　一九八六年）

石福恒雄氏のこと

同世代のすぐれた人の時ならぬ死にあうことは、何重にもいたましい事件である。「死者は永遠に若い」というが、その意味は死者への賛美だけの単純なものではあるまい。むろん、そういう意味もある。ことにこの人の死には、古代以来のいいつたえ「神々にめでられた者は（あるいは神の嫉妬を買った者は）わかくして世を去る」にふさわしい後光がつきまとう。

死者の看護を最後までされた方々にはとうていそういうきれいごとではすまないものがあるはずだ。そういう別のいたましい面があるのをわきまえつつ、なお、この人の死をめぐって一つの青春伝説のようなものがわれわれのまわりをただよいはじめている。新しい年の初め、朝の海辺をしずしずと馬をすすめる人。静かな浜。うすぎぬの裾をくりかえし投げかける海。ほとんど特権的な時間。完璧な舞台。その十全さを何がねたんだのであろうか、突然の馬の転倒。

彼がこころを尽して研究したニジンスキーからは精神が人生の星の時間において突然に

うばわれた。そして石福氏自身からは生命そのものが——。医師たちの間でささやかれている病いへの畏怖——医師はその課題とする病いで世を去る——が思い出される。では精神科医はどうであろうか？　ことに統合失調症を課題とする者は？　一説には、つまらぬことで世に捨てられて晩年をさびしくするという。もしそうであれば、この人のような生命のかがやきを持った人にはそれはありにくいことだ。とすれば、あるいは、ニジンスキーのごとく、しかし、精神ではなく生命が、なのか？

この人の仕事には早い死を予告するものがあっただろうか。その「窮地」論が最初に『精神神経学雑誌』にのった時、いち早く私はこの人のおどろくべき才能を感じた。それは、個々の病いの発病状況論をこえたものだった。ようやくうつ病の発病状況論がかまびすしく繰り返し論じられはじめたころのことである。当時は問題になってもいなかった今日の青春期精神医学的ないろいろの困難の発生状況、あるいは当時問題になっていたかもしれないが誰も明確な答えをだせなかった統合失調症の発病状況論をすでに十分カバーする、きわめて先取り的なものだった。

実は私は彼についに相会うことはなかった。学会ではるかにみかけただけであった。東京医科歯科大学の講堂での病跡学会の記憶はなお鮮やかである。この人はやはりニジンスキーを語った。あの時もかがやかしい午前だった。まだ朝の若々しさをとどめている日光が高い窓から演壇のあたりに降り注いでいたような気がする。それとも、これは私の記憶が創作した情景だろうか。

当時は学会がめったに開かれない時期、同世代の人間同士も書かれたもので相知るのみということが多かった時代だったと思う。いささか、戦時に似ていたろうか。乏しい発表の機会に出されるものは、精神医学書の爆発といわれる今よりも密度の濃さがあったように思う。そうしてただはるかに相のぞむのみながら、次には彼はどういう展開を見せるだろうかという期待と想像とが頭の隅にあったと思う。

そういう外挿を死は断ち切る。ある作家、詩人、評論家、学者の作品は、われわれに訴えるものを持つかぎり、将来に開かれたものとして、われわれはこれを読む。次の作品の種子をわれわれは今、目の前に開かれているものの中に読もうとする。同世代人の作物を読むとはいくぶんそういうことである。しかし、ある日死亡欄にその名を見る。あるいは誰かがその死を告げる。書はにわかに閉じられたものとなる。それがやすらかな自然死である場合もあろう。しかし、未来に想像されていた展開が、死の知らせによって唐突にうばいさられる場合もある。そういう時、われわれの中の何かが確実に血を流し、何かが確実に死ぬ。こういう時に、われわれは、暦の年齢がいくつであっても、その人の死を時ならぬ死、夭折と思うのであろう。石福氏の死の知らせが私のもとに届いた時、私は特に強くそれを感じた。つとに私家版で出されていた氏の著作集が市販される形となるのを聞いて、創樹社のこころざしと宮本忠雄教授はじめ同門の方々のこころねを貴重なものに思う。

私家版を蔦枝夫人にいただいた時、お礼状に当時訳していた現代ギリシアの詩人セフェリスの詩をそえて氏にささげた。この一編は夫人が霊前でお読みくださったという。あえて拙文の末尾にのせるゆえんである。

眠り

ぷらたなすノ樹ノ、影ノモットモ濃キハコレゾ
——プリニウス

眠りがきみをくるむ、樹のように。
緑の葉の中できみは息をする、樹のように。
静かな光の中、透きとおった泉の中に
きみの姿を見た、まぶたを閉じ、まつげに水を掃いて。
私の指はきみの指をさぐりあてた、やわらかな草の中に。
束の間　きみの脈をとった。

そして別のところできみの心臓の痛みを感じた。
プラタナスの樹のもと、水の辺、月桂樹の茂みのあいだ、
眠りはきみを連れてさまよい、

きみを散らばせた、私のまわり、私の近くに。
きみの総身にはふれられなかった、きみはきみの沈黙と一体だったから。
だが見ていた、きみの影が伸びつ縮みつしつつ他の影の間に消えるのを、
きみを捉え、きみをあそばせていた、私たちとは別の世界の中で——。

われらは影たちの与えた人生を生きた者。
重い鈴懸の樹のもと、月桂樹の茂みの中でしんぼう強く待つ者を惜しむ。
孤独の中で泉に語り、おのれの声の波紋に溺れる者を惜しむ。
われらの汗と欠乏をわかちながら、われらの報酬をたのしまず、
カラスのごとく大理石の廃墟の上を太陽の中に沈む友を惜しむ。

われらに与えよ、眠りの彼方に、澄みきった静けさを。

(『石福恒雄著作集』創樹社　一九八六年)

青木義作先生

謹んで青木義作先生の御霊に申し上げます。

先生は明治、大正、昭和の三代にわたって、あかあかと通る、一本の命の道を誠実に歩き通されました。夙に精神医学を天職とされ、実に世を去られる一年前の九四歳まで青木病院長として回診を怠らず、久しい以前からわが国最長老の現役精神科医として皆のひとしく仰ぎみるところでありました。

先生のようなお方が、この同じ空の下で生きていらっしゃると感じることは、先生の御謦咳に接したことのある私ども後輩にとりましては、何よりも大きな支えであり、励みでありました。先生が遠くに去ってしまわれたことは、私どもにとって淋しさのきわみであり、しみじみと一つの時代が終わった感を深くいたします。

先生は、前半生を、なかんずく斎藤茂吉先生を院長とする青山脳病院の副院長として文字通りしばしも休むことなく、職務に精励されたように伺っております。心ひそかに思いみまするに、先生は茂吉先生の天才に傾倒し、その天才を遺憾なく発揮させようと、深く心に期するところがあったのではないでしょうか。いかなる天才も天才ひとりでは存在しえないと思われます。天才を支える人たちが天才を天才たらしめるという機微があります。先生が陰になり日向になってこの天才を支えてこられた目に見えない努力は実に偉大であると申さねばなりません。

先生は平凡なるを以て自ら宜しとされ、その平凡な人間が、縁あって天才に仕え、尽くす人生を天から与えられたと信じられて、何の疑いもなく、この使命を一心に果されたのではないでしょうか。

最晩年の先生が茂吉先生の物語をなさるとき、尽きせぬ敬意がおのずと溢れて止みませんでした。茂吉先生のゆかりの地を発見した時の先生などは、少し子どものように興奮しておられました。九〇歳になられてから、お嬢様に伴われて茂吉先生の足跡を辿るヨーロッパ巡礼行をなさっておられます。

しかし先生は、茂吉先生とご自分との関係を強調して語られることは決してありませんでした。先生はあくまで謙抑の人であられました。何事につけ先生はご自分のことに触れられたり、人から賞賛されたりすると、少し顔を赤らめて大きく手を振られるのが常でした。九〇翁の中にはにかみをたたえた初々しい少年を発見することは、まことに爽やかな驚きでありました。

先生のこのお人柄、この持ち味こそが、私には何よりもゆかしく、なつかしく感じられます。

先生は精神医学に高い見識を持っておられました。戦前、はやくも失語症についてのみごとな御論文をものされ、今日なお引用されているところにも明らかなところです。不眠症についての啓発的な著作もあると伺いました。しかし、先生の本領はやはり臨床家であり、向精神薬のない時代、殊に戦中戦後の窮迫の時代を、感謝されることの少ないといわれた精神科医の道を倦まずたゆまず歩み通されました。

その道程の極まるところに先生の生涯の傑作である青木病院という病院があるのだと思います。

いいかえれば、青木病院は先生の人生の集大成とも言うことができるのではないでしょうか。この意味で、青木病院は、先生がその一翼を荷われた青山脳病院の伝統のうえに立ち、これを継承しつつ、先生の臨床哲学のうえでこれを発展させたものということができるでありましょう。

先生は焼け跡の中でもっとも早く精神医療再開の芽を吹き出された方です。その苦しいご努力の末、調布市に青木病院を設立されたのは何と御年七〇歳になんなんとするお年でありましたが、病院に賭けた先生の意気込みは壮絶なものであり、理想を追求する先生のご姿勢には青年を凌ぐものがありました。

青木病院は何か一つの治療法を看板にしたことはありませんでした。実は今日でもなかなか他に例を見ないような新しい試みがありましたが、それらは全体のシステムの中に包み込まれ、一つだけが目立つということはありませんでした。

青木病院は、今のことばでいえばファンダメンタルズがしっかりしておりまして、治療に関しても運営に関しても、とかくなおざりになりがちなところに周到な目配りがありました。結果として、失点が格段に少なくなるようになっておりました。

そして新しい試みを勧める柔軟さと、基本的な事柄の詰めを甘くしないという厳しさとが盾の両面となっておりました。

私は三〇代のほとんどをこの病院で過ごしましたが、魚が水の中を泳ぐような感じで気持ちよく働かせていただきました。また、もっとも共に語るに足る精神科医仲間にも恵まれました。これらは私の終生感謝しているところであり、先生をはじめ、理事者の方々のきめ細かな配慮の賜物であると信じております。勤務医の苦労がわかる病院であるという感触を持っておりました。

また、どの面でも非常に裏表のない病院でありました。そして世に名を出すことを避ける謙虚さと賢明さがありました。某大新聞がよい病院として紹介したいという意向を私に洩らした時、私の予想通り、ぜひ辞退したいという強い意向が示されました。

青木病院には、治療というものが危なげなしに進行するために必要な、高度の常識性、あるいは高度の平凡性とでもいうべき基礎的な治療精神がありました。これに支えられ、この上に立ってはじめて、個性の強い医局員たちが大船に乗ったような気持ちでのびのびと治療にいそしむことができたのです。医局員の間には強い友情と連帯感とが生まれ育っていきました。むつかしい治療に困っている同僚をわれ関せずと横目で見て通りすぎる人はいなかったと思います。

この場の中で、自分の精神医学というものをつくり上げた人たちは少なくありません。私もその一人として末席に連なっており、そのことを誇りとし、そのことに深く感謝しております。

先生もまた、それをわがことのように慶んでおられたのが目に浮びます。

天は先生の御志を嘉《よみ》されたのでありましょう。先生に青木病院開設後四半世紀の天寿を貸されました。病院の前庭に先生の植えられた月桂樹も二五の樹齢を重ねました。

その間、先生を支え、労苦を共にされた令夫人の御力もまた偉大であることは言うをまたず、そして、御二人の間に生まれた御子様は先生御夫妻の御薫陶によって、謙虚、誠実、緻密、勤勉な精神科医となられ、先生の意を体して青木病院をさらに立派な体質の病院に仕上げられ、典太《のりた》先生は先生の御志を継いで院長となられ、この困難な時代に病院を更に発展させ、時代の進展に遅れぬようにするべく、日夜腐心しておられます。お孫さんたちもいろいろな形で先生の精神を継承する戦列に参加されつつあります。

先生がこれらすべてを親しく御覧になられたことは、私どもにとってせめてもの慰めであります。

先生はお若いとき内向の人であったと自ら記していらっしゃいますが、人格を陶冶され、生涯中庸の徳を守りつつ、つねに前向きの人生を送られました。その年々にふさわしい花が人生にはあると申しますが、先生の老いの花はすばらしいものでした。

週一回の回診を常に怠らず、最近まで秋川に患者とキャンプし、共に泳ぎ、同じバンガローに寝られました。九〇を過ぎてなお、米寿にして万里の長城と桂林とに旅され、九〇にして欧州に遊ばれました。九〇を過ぎてなお、先生が私に語りかけられる話題は、精神医学の新しいトピックであり、精神医療の動向であり、世相の行く末でありました。先生のご関心の幅は少しも狭まっていませんでした。やわらかい心を持ちつづけておられました。よい意味の好奇心が先生の魂を生き生きとさせていました。

先生は、私が拙い著書をお送りいたした時には、まっさきにお便りを下さいました。そしてその内容は、お心のこもったものであり、しかも具体的な内容についての適切な感想、批評がもり込まれておりました。時には先生ご自筆のスケッチまで添えてありました。すべて大切に保存してございますが、取り出してみますと、若輩を励ましてやりたいとのお気持ちにあふれたものばかりであります。

先生に最後にお目にかかったのは、昨年の暮です。ご自宅の先生は、きちんと三つ揃いにネクタイを着用されて玄関にお迎え下さり、私は感激のあまりおろおろいたしました。

先生はやや涙もろくなっておられましたが、談論風発の俤は十分で、独特のご口調で青年時代以来の苦労を語り、小学生時代の思い出に及び、私のつとめさせていただいていた日々を共になつかしまれ、お励ましを下さいました。

先生はまだまだお元気で私どもを見守って下さるはずでございました。御訃報に接してしみじみとした悲しみが満ち潮のように心の中を立ち昇ってまいります。もはやこの世でお目にかかることはかないませんが、先生の御足跡は、今後ますます高く評価され、先生の思い出は多くの人々の間ですがすがしい余韻をひびかせつづけることでしょう。人間として精神科医として虚飾のない充実した長い生涯を送られた先生、どうか安らかにお休みになって下さいますよう。

一九八八年九月二八日

元青木病院医師　中井久夫

Ⅳ　読書アンケートに応えて

「翻訳の世界」翻訳書選者としてのコメント
（日本翻訳家養成センター、一九九一―一九九五）

一九九一年

①フィネガンズ・ウェイクⅠ・Ⅱ（ジョイス、柳瀬尚紀訳、河出書房新社）
②ある神経病者の回想録（シュレーバー、渡辺哲夫訳、筑摩書房）
③シュレーバー回想録（シュレーバー、尾川浩・金関猛訳、平凡社）
④窯変源氏物語　既刊1〜6（橋本治、中央公論社）
⑤ツォリコーン・ゼミナール（ハイデガー、木村敏・村本詔司訳、みすず書房）
⑥亀の島（G・スナイダー、ナナオ・サカキ訳、山口書店）
⑦ギリシア悲劇全集10、断片1（アイスキュロス、逸見喜一郎・川崎義和訳、岩波書店）
⑧筑摩世界文学大系88　名詩集（篠田一士編、筑摩書房）
⑨ファインマンさん最後の冒険（R・レイトン、大貫昌子訳、岩波書店）
⑩ピカソ・偽りの伝説　上・下（A・S・ハフィントン、高橋早苗訳、草思社）

（注記）

1、②と③の原書は同じものですが、それぞれ力作であり、原書が大変な難物なのに挑戦したもので、②は精神科医、③は独文学者の特徴が出ており、その点でも興味があります。

2、④は異論もあるでしょうが、りっぱな翻訳だと思います。西欧で中世文学の現代語訳が翻訳として評価されているように。

3、⑧は編者の眼識を評価してです。なお、この大系では(1)「古代オリエント集」が比類ないものですが、残念ながら条件を満たしません。

④までは極限的な対象です。柳瀬氏の訳は朗唱して耳と唇・舌・口蓋に快い。②、③は原書が同一で精神科医と独文学者の競作となったが、知的患者の文体、鑑定書の文体の使い分けは前者、読み易さは後者。④は三島的文体で原文の含蓄を注なしで読みうるところまで洗い出した、翻訳の名に値するもの。⑤は例の難解な人の話をわかっている人の訳。以上いずれも稀有なほど原書の発生の場に即応した訳。⑦の感銘は断片ゆえか。⑧は戦後訳詩世界の展望を与える編者の見識を買う。

（一九九二年二月号）

一九九二年

①美わしのベンガル（ジボナノンド・ダーシュ、臼田雅之訳、花神社）
②官能の庭（マリオ・プラーツ、若桑みどり他訳、ありな書房）
③パウル・ツェラン全詩集（全三巻）（中村朝子訳、青土社）
④フランス中世文学集3　笑いと愛と（新倉俊一・神沢栄三・天沢退二郎訳、白水社）
⑤比較精神医学（H・B・M・マーフィ、内沼幸雄他訳、星和書店）
⑥地中海Ⅰ・Ⅱ（F・ブローデル、浜名優美訳、藤原書店）
⑦カミュの手帖一九三五―一九五九（カミュ、大久保敏彦訳、新潮社）
⑧世界宗教史Ⅲ（ミルチャ・エリアーデ、鶴岡賀雄訳、筑摩書房）
⑨オランダ・ベルギー絵画紀行　上・下（フロマンタン、高橋裕子訳、岩波書店）
⑩現代ロールシャッハ・テスト体系　下（エクスナー、秋谷たつ子他訳、金剛出版）

臼田訳は一読脊髄を快い戦慄が走る。熱帯樹を伝う雨の雫、稲田にこもる湿気がそくそくと身に迫る。体言止め、SVO文の多用。しかも違和感なく、立原道造より出て彼を超える詩語の可能性を示す。早世したベンガル詩人の原語よりの訳という珍しさをはるかに超えている。『官能の庭』の訳には敬服。ツェラン単独訳は力業。ただ「ぼく」「お前」はリルケ邦訳ですり切れた代名詞かと思う。『フランス中世文学集』はチョーク臭のない学者と詩人の愉しい共作。読みとおせる長い訳詩は他になかなかない。重要な大部の学術書訳出の努力に感謝し、文体の一層の洗練を願う――「のだ」「なのだ」の節約など。妄言多謝。

（一九九三年二月号）

一九九三年

①ヴァイツゼッカー家（マルティン・ヴァイン、鈴木直・山本尤・鈴木洋子訳、平凡社）
②ディオニューソス（カール・ケレーニィ、岡田素之訳、白水社）
③脱＝社会科学（I・ウォラースティン、本多健吉・高橋章監訳、藤原書店）
④近代世界システム一六〇〇―一七五〇（I・ウォラースティン、川北稔訳、名古屋大学出版会）
⑤海とサルデーニャ――紀行・イタリアの島（D・H・ロレンス、武藤浩史訳、晶文社）
⑥ワンダフル・ライフ（スティーヴン・J・グールド、渡辺政隆訳、早川書房）
⑦ベイルートからエルサレムへ（トーマス・L・フリードマン、鈴木敏・鈴木百合子訳、朝日新聞社）
⑧二十世紀の女性精神分析家たち（ジャネット・セイヤーズ、大島かおり訳、晶文社）
⑨ユング――その生涯と心理学（アントニ・スティーヴンス、佐山菫子訳、新曜社）

⑩サムライたち（ジュリア・クリステヴァ、西川直子訳、筑摩書房）

①はドイツ近代政治思想史に大きな役割を果たした一家の歴史で、全訳、索引の完備などを評価する。ただ、第一次大戦のドイツ海軍用語の訳を惜しむ。旧日本海軍以来の定訳Hochseeflotte は「大海艦隊」、Panzerkreuzer（この艦に関する限り）「巡洋戦艦」など。評者も外国の過去の軍事や教育用語の訳には苦しんだ。その他も、期せずしてレアリア（実物についての知識）の難しい訳本を選んだことになろうか。（一九九四年三月号）

一九九四年

①アガート（ヴァレリー、恒川邦夫訳、筑摩書房）
②裏切られた遺言（ミラン・クンデラ、西永良成訳、集英社）
③祭暦（オウィデウス、高橋宏幸訳、国文社）
④エイズの歴史（M・D・グルメク、中島ひかる・中山健夫訳、藤原書店）
⑤女の皮膚の下（バーバラ・ドゥーデン、井上茂子訳、藤原書店）
⑥ガブリエラ・ミストラル詩集（田村さと子編訳、小沢書店）
⑦カルティエ＝ブレッソンのパリ（写真／アンリ・カルティエ＝ブレッソン、文／ヴェラ・ファイデア、アンドレ・ピエイル・ド・マンディアルグ、飯島耕一訳、みすず書

房）

⑧ラカンの仕事（ビチェ・ベンヴェヌート、ロジャー・ケネディ、小出浩之・若園明彦訳、青土社）

⑨舞踏評論（ゴーチェ、マラルメ、ヴァレリー、渡辺守章訳、新書館）

⑩中国鉄道大旅行（ポール・セロー、中野恵津子訳、文藝春秋）

すごい仕事だと思うが、まだ読めていないので挙げられないものに『ハディース』（三巻、牧野信也訳、中央公論社）、『ランボー全詩集』（平井啓之・湯浅博雄・中地義和訳、青土社）がある。また、ファン・ステーケンブルフ、ボート両氏による蘭日辞典（講談社）は語彙豊富、例文もよく、二〇世紀半ばのオランダ精神病理学が隆盛であった時代の文献を読むためにとてもありがたい。なお、ロイ・モンク『ウィトゲンシュタイン』の訳も未見。

（一九九五年三月号）

一九九五年

①薔薇物語（ギヨーム・ド・ロリス、ジャン・ド・マン、見目誠訳、未知谷）

②獅子の騎士（クレチアン・ド・トロワ、菊池淑子訳、平凡社）

③精神分裂病の解釈（アリエティ、殿村忠彦・笠原嘉監訳、みすず書房）

④精神病（A・ドゥ・ヴァーレン、塚本嘉寿・橋本由美子訳、みすず書房）
⑤E・M・フォースター評伝（フランシス・キング、辻井忠男訳、みすず書房）
⑥「バラの名前」とボルヘス（ニルダ・グリエルミ、谷口勇訳、而立書房）
⑦ルネッサンスの魔術師（バーバラ・H・トレイスター、藤瀬恭子訳、晶文社）
⑧ファインマンさんの愉快な人生Ⅰ・Ⅱ（ジェームズ・グリック、大貫昌子訳、岩波書店）
⑨中国語文法概論（李臨定、宮田一郎訳、光生館）
⑩フロベールの鸚鵡（ジュリアン・バーンズ、斎藤昌三訳、白水社）

今年は震災のため、とくに公平を期しがたく、広く渉猟できていませんが、この『薔薇物語』は、多分の努力・研鑽によって、ほとんど独学でこの大部の、必ずしも面白いといえない原文を読みこなし、読みくだいて、とにかくリーダブルな物語詩に仕上げたもので、同じく日本語への長詩翻訳の苦心を多少知るものとして高く評価させていただきます。なお、訳者は西宮市の被災者と聞きます。あの状況で校正をされた気力に敬意を表します。

（一九九六年三月号）

「みすず」読書アンケート（みすず書房、一九七八―二〇一一）

一九七八年

1　安永浩『分裂病の論理的精神病理学』医学書院、一九七八年。

この本が日本から出たことに驚きを述べた評者はすでに多数ですが、すぐれた臨床家である著者のかくも透徹したシンタグマティックな体系構築とその活用可能性は、日本から出ようと出まいと、今世紀精神医学の第一級の収穫であろうと思います。著者は百年の後に知己を待つ覚悟でものされているはずです。

なお、著書はありませんが、東北大学高橋剛夫氏のてんかんに関する諸論文も鮮烈な収穫です。脳波計を改良した秀才は多くとも、脳波計（の光賦活装置）に対してみごとな〝デカルト〟的懐疑を行い、脳波の定量性、薬物選択への指針の確実性等を一次元高め一部のてんかんに対する自然治癒力を証明した天才は少ないでしょう。一部のてんかんは薬物でなく青色眼鏡装用でよいことの証明など、安永氏とともにserendipityに富んだ仕事です。青色コンタクトレンズの存在をご存知なかったことも高橋氏の天才性の傍証でしょうか（これは碧眼にみせたい西洋人がよく使っています）。

2 L. G. Pocock: *Reality and Allegory in the Odyssey*, Adolf M. Hakkert, Amsterdam, 1959.

L. G. Pocock: *Odyssean Essays*, Basil Blackwell, Oxford, 1965.

ほとんど引用されないオデュッセイア研究ですが、この方面に素人の私は地中海の碧さと微風と磽确《こうかく》な岬や島々を感覚させる唯一のオデュッセイア研究書として業余の愛読書です。実際、英国海軍水路部のデータを活用し自身地中海を縦横に航海した人です。第二書冒頭の「オーケアノス論」などは専門家に評価されてもよいような気がします（すでにされているのかも知れませんが）。

3 Pierre Courcelle: *Histoire littéraire des Grandes Invasions Germanique*, Etudes augustinienne, 1964. 邦訳、尚樹啓太郎訳『文学に現われたるゲルマン大侵入』東海大学出版会、一九七四年。

この本を読んでなぜカトリックの司教たちが民衆の心を捉えたかが分かりました。まさに圧倒的な外敵に対し羊を守る行動的牧者の姿です。しかし相手のアリウス派キリスト教徒のゲルマン人も〝蛮族〟では済まないはずで、彼らの言い分もあろうかとは思うのですが――。

4 M. Schrenk : *Über den Umgang mit Geisteskranken*, Springer, 1973. H. Schupperges : *Arabische Medizin im lateinischen Mittelalter*, Springer, 1967. ともに画期的な医史学書と存じます。

一九七九年

1 森常治『日本の幽霊の解放』晶文社、一九七四年（一九七〇年米国アーラム大学における講義の訳）。新刊当時引き込まれるようにして一挙に読了したものを最近再読して改めて感銘しました。第一回はいわゆる「近代的自我」は私の世代までの日本知識人のオプセッションになっている神話的概念ではないか、という私の当時の考えに深く触れるところがありましたが、

2 中西進『狂の精神史』講談社、一九七八年。と読みあわせ、また氏と語る機会を得て〝西欧の衝撃〟以前の奥行きを知りました。

3 アウエハント『鯰絵——民俗学的想像力の世界』宮田登解説、小松和彦ほか共訳、せりか書房、一九七九年。この本の価値はかねて聞かされていましたが、一九六四年出版の原著が久しく絶版なのを残念に思っていましたところ、はからずも全訳に接することができ、日本民衆の想像力

——あるいは apprehensiveness——について考えが大きくふくらむのを覚えました。

4　Brian Froud and Alan Lee : *Faeries*, Harry N. Abrams, New York, 1978.

Katharine Briggs : *A Dictionary of Fairies*, Penguin Books, 1977.（ハード・カヴァーは Allen Lane, 1976）

前者はアカデミックな本というよりも西洋の鮠絵そのもののような美しい大判の絵本で、楽しみながら、西欧の民衆の想像力を考え、魔女狩りとともに地下に潜ってしまった「老婆の文化（オールド・ワイヴズ・カルチャー）」は西洋の歴史学者の評価するよりもはるかに大きなものではなかったかと感じました。

5　Henri F. Ellenberger : *The Discovery of the Unconscious*, Basic Books, 1970.

すでに原著に親しまれた人も多いと思いますが、木村敏教授はじめ私共の教室の人々と翻訳して、あらためて、われわれの精神医学が西欧精神医学のきわめて重要な試行錯誤の時代に無知であることを感じました。たまたまその豊かな試行錯誤時代の終焉がわが国の近代精神医学の導入と一致したわけですが、そのために、たとえば精神療法の危険な一面についてわれわれは十分知っていないのではないかと思います。

一九八〇年

今年は医学史の翻訳にすぐれた収穫のあった年だったように思います。

1 B. Ramazzini : *De morbis artificum diatriba*——ラマッツィーニ『働く人々の病気』松藤元訳、北海道大学図書刊行会、一九八〇年。

2 Paracelsus : *Volumen paramirum*——パラケルスス『奇蹟の医書——五つの病因について』大槻真一郎訳、工作舎、一九八〇年。

いずれも一度は読みたく思いつつ近づきがたいルネサンス期の医書でした。原典よりの訳者の労を多とします。

3 Albert S. Lyons, R. Joseph Petrucelli, II, *Medicine—an Illustrated History*, Harry N. Abrams, Inc. 1978.——『図説・医学の歴史』小川鼎監訳、学研、一九八〇年。

史観は常識的であれ、これだけ包括的な医学史は読むものを圧倒します。豊富な図版がおのずと社会的背景を説き明かしているのも、よく考えた構成と思います。

精神科医が「気」について思いめぐらすのは土居健郎、木村敏両氏あたりからでしょうか。その中国的展開について教えられることの多かったのは、山梨北病院長遠藤淳氏にすすめられた

4 小野沢精一・福永光司・山井湧編『気の思想』東京大学出版会、一九七八年。でした。

5 ロラン・バルトの『恋愛のディスクール・断章』三好郁朗訳、みすず書房、一九八〇年（みごとな訳ではないでしょうか）。

を読みおえて、熱心ではないが長い読者の一人として彼に啓発されたところの大きかったのをあらためて感じました。

なお、番外として、ヴァレリーの『カイエ』が筑摩書房から訳出されはじめたことを特記したいと思います。この出版社は四〇年以上ヴァレリーの邦訳出版に執念といえるほどの努力を傾けてきました（第一回の未完結全集本は学徒兵が背嚢にしのばせたはずです）。『カイエ』も（すくなくともいつの日か）完結することを祈りたいと思います。そういえばみすず書房も『ロラン全集』の再刊行を開始しましたが——。

一九八一年

1 H. F. Searles: *Countertransference and related subjects*, International Universities Press, 1979.

アメリカ精神医学においてもっとも尊敬する臨床家です。前著 *Papers on Schizophrenia* ……よりも軽症・外来治療可能の統合失調症治療体験から出ているのが本書で、なかなか入手困難でした。随分読まれているようです。

2 丸山圭三郎『ソシュールの思想』岩波書店、一九八一年。

戦後発見された手稿によるソシュール研究の最初の紹介で、従前の、弟子のノートによるソシュール像を一変させてくれます。

3　I・ウォーラーステイン『近代世界システム』I・II、川北稔訳、岩波書店、一九八一年。

西欧精神医学の背景としての西欧史にここ一〇年ほど関心を持ちつづけてきましたので、一六世紀の意義を改めて考えさせてくれましたが、それを離れても、久しぶりに、門外漢を堪能させるグランド・セオリーでありました。

4　山形孝夫『治癒神イエスの誕生』小学館、一九八一年。

この方のものは、目にふれるたびに読んで、いつも新鮮な驚きがありました。一冊にまとめられたのを機会に読み直すことができました。

5　大室静雄『劇場都市――古代中国の世界像』三省堂、一九八一年。

専門家のほうの意見は知りませんが、私などには「ああ、そうか」体験に満ちた本でした。なお、「劇場」の意味が違いますが、C. Giertz: *Negara, theater state in 19th century Bali,* Princeton University Press, 1980. の到着を心待ちにしているこの頃です。矢野暢氏の長文の紹介（『毎日新聞』夕刊「関西版」一一月六日）によれば、わが天皇制を考える上で実に示唆に富む本のようです。

一九八二年

今年の後半は病気で、一時は入院して過ごしたが、その期間に読んだもので再読に誘われたものを挙げます。

柏倉康夫『パリの詩・マネとマラルメ』（筑摩書房、一九八二年）、保苅瑞穂『プルースト・印象と隠喩』（筑摩書房、一九八二年）——こういった対象が〝距離の情熱〟で性急に読まれた時代と打って変わって、著者らは余裕を以て対象を手もとに引きつけ、いく分好事家たることを辞せずに抑制をきかせて書いているように感じました。栗本慎一郎『ブダペスト物語』（晶文社、一九八二年）は近づきがたい魅惑的な世界へ入門させてくれました。逆にボルヘス『異端審問』では対象がパスカルからカフカまでと比較的馴染みのはずが全く異化されて見える快い驚きを味わいました。

精神科医サリヴァン（『現代精神医学の概念』邦訳、みすず書房、一九七五年、『精神医学の臨床研究』邦訳、みすず書房）の伝記が遺著の編集者ペリー女史によって出ました（Helen Swick Perry: *Psychiatrist of America—The Life of Harry Stack Sullivan*, The Belknap Press of Harvard University Press, 1982.）。よく調べた伝記であるのはもちろん、知的、社会的文脈の中にたえず据え直しています。私はたまたま、この本が三度出版社を変えてようやく刊行されたことを知る機会があって、彼に対するアメリカ精神医学界の両義的感情がなお烈しいのを察しました。これに対して標題も挑戦的です。

『神谷美恵子著作集』全一〇巻（みすず書房）を読む機会がありました。関西の古参精神科医には阪急電車の座席にすわっていると、ふっと顔を上げたら彼女が前に立って微笑んでいるのではないか、という錯覚におそわれることがあるそうです。人々に強烈な印象を与えて世を去ったこの人のものを読んで、事実に反するけれども、夭折した人の遺作集に接しているふしぎな錯覚を覚えました。

最近、木村敏『時間と自己』（中公新書、一九八二年）を読み、この小冊にこめられたきわめて包括的な体系が「長き持続の栄光」であることを感じました。

一九八三年

今年は、ここ数年で、もっとも私にとってよい本の収穫された「葡萄の年」だった。ただ、後半から健康は回復したものの、文債に追われて、味読できず、積み上げた中から取ってはところどころ開いては、それぞれの前味《まえあじ》を楽しんでいるくらいである。

K・ウィルバー編『空像としての世界』（井上忠他訳、講談社、一九八三年）。この土台になっているプリブラム『脳の言語』（須田勇他訳、誠信書房、一九七八年）は、かねて愛読し、人にもすすめてきたくらいだが、プリブラムを特殊理論とすれば、ウィルバーは一般理論で、読んでいて「宇宙酔い」がした。ライプニッツをカントより偏重する私としては親近感が持てるにせよ、一寸何と云ってよいか分からないほどの衝撃。奇しくも、四、五年前、数学科出身の名市大の高橋氏と話し合った問題でもある。吉本隆明・栗本慎一郎『相対幻論』冬樹社も、なかなかのもの。

多田智満子訳のユルスナール『火』（白水社、一九八三年）も収穫。半ば以上訳者の名によって選んだ本。多田氏の日本語は『サン＝ジョン・ペルス詩集』以来脱帽してきた。

クリストファー・バトラー『〈通夜〉のあとに——現代アヴァンギャルド芸術論』（和田旦・加藤弘和訳、芸立出版、一九八三年）。私に大変な勉強を強いた本である。

木村洋二『笑いの社会学』（世界思想社、一九八三年）。ある種のきまじめさの底に何ともいえぬおかしみと、人間への鍾愛があるように思った。

その他、今年は、山口昌男、坂部恵、丸山圭三郎諸氏をはじめ、同世代の方々の本をまとめて読み、新しい視界のひらける思いをした。ちょっとひらけすぎて、戸惑いして、精神医学の森の中へ逃げ込みたい臆病心に吹かれている。もっとも森の入口で佐々木宏幹『憑霊とシャーマン』（東京大学出版会、一九八三年）に出会ってしまった。

一九八四年

1 神田橋條治『精神科診断面接のコツ』岩崎学術出版社、一九八四年。

二読三読し、兜を何度も脱ぎました。段階的・体系的・実践的であって、しかもディテイルへの愛に満ちています。精神医学における「ノウハウ」の欠落が、たとえば外科と比べての未成熟さであるとは、かねて私のもどかしく思っていたところでありましたが、わが国でまずそれがみたされたのは喜びです。しかも「二十年磨いた一剣」と土居健郎氏の評したとおり、すべて彼の臨床から出ています。さらに論理的であり、快い知的刺激があります。後半に至って私は、始めてシャーマニズムの治癒力の秘密を覗きえた感を得ました。たいていのシャーマンは、しかし、ヒュブリス（おごり）があり、彼にはありません。精神医学は知的世界で最大評価されていますが、トーマス・マンが文学について言った意味でのいかがわしさがつきまとわないわけではないのですが……。

今年は、新しい精神科医の世代もいい仕事を出し始めた年でした。多くは論文で専門誌あるいは論文集の一部をなすものですけれども――。ここでは、一応それとは別に、土居の甘え理論についての最初の研究が出たことを記念したいと思います。熊倉伸宏・伊東正裕『「甘え」理論の研究』（星和書店、一九八四年）です。なお、二年前に朝の海辺の輝きの中で落馬という不慮の死を遂げてわれわれを痛恨させた精神病理学者石福恒雄氏の著作集が私家版で出ました。いずれ市販されることを望みます。ニジンスキーの研究家として知る人もおありでしょう。

2　今年の秋は、近代ギリシャの詩人に参りました。私の中をリズムが荒れ狂いました。コンスタンティノス・カヴァフィス、オジッセアス・エリティス、ヨルゴス・セフェリス。シケリアノスも捨て難い味があります。久しぶりに新しい詩の一世界を発見したという思いです。なかなか詩全集を入手できないのがもどかしい思いです。

3　星野龍夫・森枝卓士『食は東南アジアにあり』弘文堂、一九八四年。

東南アジアの料理は（おそらく韓国（朝鮮）の料理も）家庭料理の味を知ると料理店のものを食べる気がしなくなりますが、実際に自分で作って見ることのできる本は多分これが最初でしょう。さすが人類学者です。

4 R・A・スタン『チベットの文化』山口瑞鳳・定方晟訳、岩波書店、一九七一年。

必要あって再読し、改めて感心いたしました。私のような素人には最良の入門書です。昔、若気の至りで中国の辺境文明としての日本とチベットの比較を考えたことがあります。

5 南伸坊『シンボーの常識』朝日新聞社、一九八四年。

友人に勧められ、『シンボーの美術館』以来愛読しています。日本の社会の成熟を少し信じたくなる本ではないでしょうか。

一九八五年

ブノワ・マンデルブロート『フラクタル幾何学』広中平祐監訳、日経サイエンス社、一九八五年。

この数学を理解できているというつもりは毛頭ないが、精神医学あるいは医学一般を考えて行く上で熱い鉄板に水が飛び散るような感触の刺激を繰り返し受けた。カタストロフィー理論は統合失調症モデルまで出来ているのだが、なぜか、これほどの衝撃はなかった。ジョルダン曲線、ペアノ曲線など、名のみ高校生の時に聞いて、当時誰もどういうものか見当もつかなかったが、その後時々気になっていた怪物との三三年ぶりの再会でもあった。このところ、マラルメの半獣神がついにとらええないニンフのような観念についてフーガのような表現をとる新進思想家が輩出して、私などは目くるめく思いに息切れの感があるのだが、マンデルブロートの縁で読んだ、中沢新一『雪片曲線論』には馴染をおぼえた。

精神医学の領域では、昼田源四郎『疫病（はやりやまい）と狐憑き――近世庶民の医療事情』（みすず書房、一九八五年）がユニークな収穫ではなかろうか。すでに一九七九年のシンポジウムに英語で発表されておおよそは知っていたが、改めてまとめられ、しかも知的公衆に知られる形になったのは喜ばしい。それにしても古文書を読む精神科医が出現しようとは思わなかった。なお新福尚武編『講談社・精神医学大事典』（講談社、一九八四年）は全体として世界で今もっとも質のよい精神医学辞典だろうと思う。正直に言うと予想外な程度だった。

『嵯峨信之詩集』（青土社、一九八五年）。見事な日本語。その緊迫の美。われわれは西脇順三郎とは別の質の老熟の大詩人を持ちえたと思う。

山内昌之『オスマン帝国とエジプト――一八六六―六七年クレタ出兵の政治史的研究』（東京大学出版会、一九八五年）。アレクサンドリアの詩人カヴァフィスの背景を調べるために買ったのだが、歴史書のおもしろさを私なりにたっぷり味わいつつ一気に読んだ。門外漢の興味をそそる専門書に出会うのは稀である。グランヴィル・ウィリアムズ『イギリス法入門』（庭山英雄他訳、日本評論社、一九八五年）もそのような書だった。これは英米法における判例と法の関係を、精神医学における症例と疾病概念との関連で勉強しなおすために買ったのだが――。

安永寿延『「労働」の終焉』（農山漁村文化協会、一九八五年）。精神科医は、患者の生活再開過程で現代労働の問題に直面せざるをえないのだが、はっと開眼するような労働論であった。

一九八六年

1 鈴木茂『境界事象と精神医学』岩波書店、一九八六年。

文句なしに本年第一の精神医学の収穫に数えられるものと思います。

2 松尾正「分裂病者との間で治療者自身が〝沈黙〟するとき、そこにもたらされるもの――現象学的治療論の一試み」『精神神経学雑誌』八八巻八号（昭和六一年八月）。

雑誌論文ではありますが、この号に掲載されている論文はこれのみです。鈴木とともに、わが国の臨床から自分の体験と言語で語る人が登場したとの感を深めます。ともに三〇代。ともに内外に類似の仕事を見ません。

3 石川義博・青木四郎『思春期危機と家族――登校拒否・家庭内暴力のチーム治療』岩崎学術出版社、一九八六年。

行間に現場の匂いの溢れる本です。非行の治療に多くの示唆を与えられました。

4 G・ダウニー『地中海都市の興亡――アンチオキア千年の歴史』小川英雄訳、新潮社、一九八六年。

近代ギリシャの詩人カヴァフィスを注釈する上でずいぶん教えられました。

一精神科医として読みごたえのあった文学研究書を挙げます。鈴木道彦『プルースト論考』(筑摩書房、一九八五年)。渡辺広士『シャルル・ボードレール』(小沢書店、一九八六年)。リチャード・エルマン『リフィー河畔のユリシーズ』(和田旦・加藤弘和訳、国文社、一九八五年)。

一九八七年

1 松尾正『沈黙と自閉――分裂病者の現象学的治療論』海鳴社、一九八七年。

自己の治療実践にもとづいて現象学的精神病理学を治療論に結びつけた、はっと目を開かされるような啓示に富んだ書。

2 安永浩「精神の幾何学」叢書『精神の科学 1』岩波書店、一九八七年。

氏の理論とその基礎となるウォーコップの哲学を圧倒的な説得力と切れ味のよい簡潔さで叙述したもの。

3 遠藤四郎『睡眠研究論集』星和書店、一九八六年。

一九八五年末惜しくも早世した我が国睡眠研究の開拓者の論文集。氏はよく限界設定された禁欲的な研究の裏に広い展望と大胆な発想を秘め、それが氏の研究を非専門家をもインスパイアするものとしていた。

4 ドレイファス兄弟『純粋人工知能批判』椋田直子訳、アスキー出版、一九八七年。

人間の熟練とはどういうことかを考えさせられた。

5 アントニー・バージェス『バージェスの文学史』西村徹他訳、人文書院、一九八二年。

倒叙体の英文学史であるが、いつの間にか何度も読み返している。ラッセル『西洋哲学史』（市井三郎訳、みすず書房）の面白さと同じものを感じる。

一九八八年

久しく念頭にあった問題に「ああそうか」という開眼体験を味わわせてくれた本を挙げることとする。

1 Richard Warner: *Recovery from Schizophrenia; Psychiatry and Political Economy*, Routledge and Kegan Paul, 1985.

最近の研究、特に社会精神医学的研究を総合して統合失調症にまつわる固定観念を破ろうとする試みであり、ひさしぶりに元気のよい精神医学の本に接した思いがした。

2 向井雅明『ラカン対ラカン』金剛出版、一九八八年。

ラカンは気になる存在だが、よくわからないところが多かった。滞仏一八年の著者によって、ラカンの三〇年間の思想の変化を踏まえたラカン像が初めて提示されて、少しわかりやすくなったようだ。

3　大沢正佳『ジョイスのための長い通夜』青土社、一九八八年。

『フィネガンズ・ウェイク』を最初に眺めてから三〇年以上になるが、ぐっと身近に引き寄せてくれた論文集であった。

4　沓掛良彦『サッフォー――詩と生涯』平凡社、一九八八年。

残存するサッフォー詩の全訳とサッフォー問題の総ざらいであり、感嘆して巻をおかずに読了した。

5　小泉文夫『フィールドワーク』冬樹社、一九八四年。

著者の語り口に魅了されて、この本の副題の「人はなぜ歌を歌うか」が、初めて少しわかったような気がした。

一九八九年

今年は内外ともに「ああそうか」という思いの多い年であった。そのような体験をした本を挙げることにする。

1　スティーヴン・W・ホーキング『ホーキング、宇宙を語る』林一訳、一九八九年。

われわれのいる宇宙の法則がかくかくでなければ、太陽系、地球、生物が、ひいては人間が存在しえず従って宇宙の法則がかくかくであることも認識されないという「人間原理」を教えられた。一方、われわれの感覚が、脳がこのようであることと宇宙像との関連はユクスキュル（父）以来のもので、養老孟司氏が『唯脳論』に説くところである。

2 ダスコ・ドーダー『影と噂』木村明生訳、TBSブリタニカ、一九八七年。
短期間の書記長だったアンドロポフが、KGB議長時代の一五年間にKGBをシンクタンクに変えソ連政治経済の惨状を知って新時代をひそかに準備した人物であることを知った。ゴルバチョフは彼に登用された同郷の青年であった。

3 ウッドハウス瑛子『日露戦争を準備した男モリソン』東洋経済新報社、一九八八年。
第二次大戦への引き返し不能点が日露戦争の戦勝処理にあることを憶測するようになった。ロシアに得なかった分を中国に取って惨勝の欲求不満を鎮めたということである。

4 船木繁『皇弟溥傑の昭和史』新潮社、一九八九年。
戦後周恩来に保護された溥傑夫妻が中国政府と天皇家との直接のパイプ役を果したという話である。

5 酒井寛『花森安治の仕事』朝日新聞社、一九八九年。
戦後の日本製品が信頼できるものになった大きな動因には『暮しの手帖』の非妥協的な商品テストとこれを支持した層の厚さがあったことを改めて認識した。産業側は最初彼を圧迫したのであり、信頼性の飛躍的向上は戦後政治環境の申し子でもあるわけだ。顧みて現在を思う。

一九九〇年

1 Michael Balint: *Thrills and Regressions*, Tavistock, 1959.

バリントは時々立ち帰ってみたくなる精神分析学者です。彼は日常語や遊園地の遊びから出発して説得力のある理論を展開します。

2 カルロ・ギンズブルグ『神話・寓意・徴候』竹山博英訳、せりか書房、一九八八年。

とくに第五論文の「徴候――推論的範例《パラダイム》の根源」は臨床医学的知というものはまさにこういうものだと賛意を表したくなるものです。

3 Yannis Ritsos: *Selected Poems, 1938-1988*, Ed. and transl. by Kimon Friar and Kostas Myrsiades, BOA Editions, Ltd., Brockport, N. Y. 1989.

この現代ギリシャの大詩人は一九九〇年一一月一一日八一歳で逝去しましたが、長短四四四詩を五〇〇頁近い大冊に収めた選詩集が米国でその前年に出ました。同じ質と量のパブロ・ネルーダ選詩集と対をなすように編まれた由で、多くの訳者を糾合し、達意の訳が多く、彼もついに正当な評価を受けるようになってきたことを喜ばしく思います。

4 F・A・グルガーニー『ヴィースとラーミーン』岡田恵美子訳、平凡社、一九九〇年。

中世ペルシャ版の〝トリスタンとイズー〟（ただしハッピー・エンドに終わる）といったところですが、邦訳者の努力に脱帽しつつ、ペルシャ細密画の世界を逍遥いたしました。

5 Emiko Ohnuki-Tierney : *The Monkey as Mirror-Symbolic Transformations in Japanese History and Ritual* ; Princeton UP, 1987.

海外でとみに評価の高いといわれる文化人類学者大貫恵美子氏の近作で、猿まわしをいとぐちにして日本文化を切ってみせたものということができましょう。

一九九一年

1 鈴木茂『境界例 vs.分裂病——言語と主観性の臨床精神病理学』金剛出版、一九九一年。

2 長井真理『内省の構造——精神病理学的考察』岩波書店、一九九一年。

3 松尾正『沈黙と自閉——分裂病者の現象学的治療論』海鳴社、一九八七年。

4 中安信夫『分裂病症候学——記述現象学的記載から神経心理学的理解へ』星和書店、一九九一年。

いずれも三〇代の精神病理学者の業績である。一般には知られず、肩書きもつつましやかである。しかし、彼らは欧米の大家の紹介者あるいは亜流から遠く、もとより持ち味と指向は異なるが、精神医学への異議申し立ての二〇年間をそれぞれの形でしっかりと生きたという感覚を伝え、臨床実践から出発し、私あるいはそれ以上の先行世代を、字面ではなく、そのスピリットにおいて理解し批判的に摂取しつつ、独自の緻密な論理を編み出した、新しい世代である。たまたま、四人のうち三人の現在までの主要業績を網羅した著作が今年揃った。松尾のみは本書で登場し、その後の論文は専門誌上のみだが、最近『みすず』に連載を開始した。なお長井は九〇年一月、惜しまれつつ他界した。享年三六。

あと一冊はクルツィオ・マラパルテ『壊れたヨーロッパ』（原題 *Kaputt*、古賀弘人訳、晶文社、一九九〇年）であろうか。フィンランドからルーマニアに至る東部戦線に一九四〇年から四三年まで、このイタリア・ファシスト左派の作家が大尉の資格を持った特派員として参加したルポルタージュである。悪夢は半世紀間この本の中に封じこめられていたかにみえたが、その封印が解かれ、にわかに現在と重なってみえる昨今である。舞台は同一、ドイツ兵、ソ連兵の姿は見えないが映像もほとんど変わらない。日中戦争と比べて何が違うのかをも考えた。

一九九二年

1 ジボナノンド・ダーシュ『詩集・美わしのベンガル』臼田雅之訳、花神社、一九九二年。

ありえないほど美しい訳。ベンガル語がわかるわけではむろんないが、リズムと母音子音の響き合いの中から、ベンガルの稲田の上にただよう靄の湿りが、密林に鳴く鳥の声が、木末《こずえ》を滴る雨の音が、乙女の黒髪の匂いが、せまってきて、背を快い戦慄が走ります。詩人の故国ベンガルへの強い抑制のかかった烈しい愛も。目的語後置あるいは体言止めの頻用がすばらしい効果を挙げています。

2 『松浦寿輝詩集』思潮社、一九九二年。

朗読して快い口腔感覚が内に広がります。すばやい描線で描かれたイメージもしばしば的確です。たまたま開いた一行――「素裸でいること。たとえば、降りだしたばかりの夕立を受けとめて震えているあたらしい水面のように」（不寝番）

3 棚橋隆『魂の壺――セント・アイヴスのバーナード・リーチ』新潮社、一九九二年。

著者は元学徒兵。高校教師を辞めてから滞英四年。たまたまリーチにあい、その隠棲地をしばしば訪れて対話を記録したもの。資料というよりも、独特な日本語を交えて語る九〇翁の息づかいを間近に聞く感覚が身に沁みました。

4 Paul Valéry : *La Jeune Parque*, Présentation d'Octave Nadal avec le fac-similé des manuscrits. Gallimard, 1992.

今さらかもしれませんが、高校時代からの妄執で、この詩を読んできました。かつて小部数でていた下書き原稿による成立研究がnrfから復刻版となり、有名な光あふれる肯定的結末もさらに書きついでゆくとまた翳ってくるのを知って納得しました。

5 Sándor Ferenczi : *Bausteine zur Psychoanalyse*, Hans Huber, 3te Auflage, 1984. *The*

Clinical, Diary of Sándor Ferenczi, ed. by Judith Dupont, tr. by M. Balint and N. Z. Jackson, Harvard UP, 1988.

危険な魅力に富んだノートです。

一九九三年

詩の深読み的注解や原稿を面白く読んでいる。

1 ヴァレリーの『カイエ』が、ファクシミリ版から活字に起こされ始め、第四巻（一九一四年）までをぼつぼつ読んでいる。*Cahiers 1894-1914*, Gallimard, I 1987, II, 1988, III, 1990, IV, 1992.

主題別に編み直したプレイヤード版およびその訳は精神の動きが読めない腊葉標本のようなものであった。しかし、今世紀中には完成せぬといい、私が最後の巻を見る確率は低かろう。

成立年代と成立順序を知って初めて理解しうることも少なくなかった。この詩人の研究家はなぜか女性が多い。

2 志村信英『ランボーと暁――イリュミナシオンをめぐって』東海大学出版会、一九七九年。

学界でどう評価されているかしらぬが、この人の解釈が的を射ている気がする。

3 多田道太郎編『ボードレール 詩の冥府』筑摩書房、一九八八年。

4 Florence de Lussy : *Valéry—istoire d'une métamorphose des manuscrits de "Charmes"*, MINARD, Paris, 1990.

5 Sigmund Freud—Sándor Ferenczi : *Correspondance 1908-1914*, Calmann-Levy, 1992.

最近、精神分析学界でタブーであったフェレンツィ解禁の観がある。これだけで六〇〇ページの大冊である。仏訳が先行するのは、版権をフランス人デュポン女史が所有しているためのようである。最後の年の臨床日記も仏訳が一九八五年、英訳とドイツ語原本が一九八八年である。

一九九四年

1 松浦寿輝『口唇論』青土社、一九八五年。

これは一つの「宇宙」である。ほとんどすべてがある。不明にして発行当時よく理解していなかったと改めて思う。近著『平面論』から遡って著者を読んでいったのがこの夏の仕事であった。

2 ポール・ヴァレリー『アガート』訳註論考、恒川邦夫編、筑摩書房、一九九四年。

この小さな死後刊行の作品がこれほど重要なものとは本訳書がなければつゆ知らずに終

わったろう。『テスト氏』で眠りにつき、『若きパルク』で苦しく目覚め、その間に、この「ほとんど眠り」の書があろうとは。入眠を描いた埴谷雄高『闇の中の黒い馬』を思い合わせる。一方で四色問題に挑戦しながらこういうものを書いていたとは。

3 池澤夏樹『マシアス・ギリの失脚』新潮社、一九九三年。

苛烈な面白さ。ほとんどガリヴァーであり、むろん池澤夏樹である。

4 石井桃子『幻の朱い実』上・下、岩波書店、一九九四年。

若い人が読んで細部についての質問に答えるうちに昔の新宿駅、東京西郊の家、茗荷谷のアパートなどを絵に描いたりしてプルーストを注釈しているような読み方になった。私の母の世代と事物のあり方が共通なのは私の世代までと知った。蕗子の実家とその愛人の作家が鉄道所要時間と方言一語（「づく」）から前者の地域が、ある形容から後者の名が特定できたが明記は慎む。

5 バーバラ・ドゥーデン『女の皮膚の下』井上茂子訳、藤原書店、一九九四年。

教養部廃止で医学概論・医学史の講義を始めている。一八世紀後半以前の医師の眼差しを初めて巨細に知った。私を含め一部の精神科医に近い。なお、脇田晴子、S・B・ハンレー編『ジェンダーの日本史』上（東京大学出版会、一九九四年）を頂いたばかりである。一般には日本史の専門書は読みづらくて苦手なものだが、すでにあちこちに啓発的なことが発見できる。

一九九五年

1　三浦雅士『身体の零度』講談社、一九九四年。

一月一七日の阪神大震災以前に読んで、これはと思った。震災以後、大学に置いてある本棚の秩序が崩壊して、何か私の本棚でないものに変わった。そのせいだけではなかろうが、ほとんど本らしい本を読んでいない。たまたま震災の前日にヴァレリー『若きパルク/魅惑』の訳を完了していたので、夏休みはその関係の本を読みつつ注を付けて過ごした。この詩人の著作だけは震災直後にも読むことができた。校正中の自己訳書を除いて精神医学の本は一冊も読めなかった。以後、この一年、辞書、地図、戦史あるいは画集や古い英国の海事年鑑類を眺めるともなく眺めていた。たとえばである。

2　木島俊介『美しき時禱書の世界』中央公論社、一九九五年。

3　サクソ・グラマティクス『デンマーク人の事績』谷口幸男訳、東海大学出版会、一九九三年。

震災後に初めて買って読んだ本。被災地でない明石市に買い出しに出て書籍を乱買した時の一冊である。「ハムレット」の種本である。

4　ギヨーム・ド・ロリス/ジャン・ド・マン『薔薇物語』見目誠訳、未知谷、一九九五年。

訳者が災害の西宮で校正刷に朱を入れておられたと知って親近感を覚えた。

5 スティーヴン・ピンカー『言語を生み出す本能』上・下、椋田直子訳、日本放送出版協会、一九九五年。

その他、天文学や素粒子論の一般向けの本を読んだ。リストを眺め直すと全く戦時中から敗戦直後の反復である。やはりヴァレリーと地図、年鑑類。科学本は山本一清の天文学からポアンカレの『科学と仮説』など三幅対（創元科学叢書）まで。最初の言語学書は泉井久之助『言語の構造』（初版本、創元社）である。『薔薇物語』さえ抄訳を読んだと微かに記憶する。今度ウォーナー夫妻『日露戦争全史』（妹尾作太男他訳、時事通信社、一九七八年）まで読み返した。非常の時の一般傾向か還暦後の私限りの文字通りの本卦返りか。

一九九六年

1 Judith Lewis Herman: *Trauma and Recovery*, Basic Books, 1992.

——心的外傷をその回復と治療まで書いたほとんど唯一の著作で、熱中の余りとうとう訳してしまいました（みすず書房、一九九六年一二月刊行）。三月から六月までは業余をこの学問的厳正を失わないフェミニスト精神科医の翻訳に明け暮れていましたが、辛い酷い部分があり、西洋古典の語録の翻訳の仕事を同時に行って耐え凌ぎました。

2 星野弘『分裂病を耕す』星和書店、一九九六年。

慢性統合失調症の入院患者の治療と処遇について目から鱗を落とす力のある本だと思います。著者は私の次の世代で、私の世代がなしたことを越えるものがここにあります。

3 ジョゼフ・ロスチャイルド『大戦間期の東欧――民族国家の幻影』大津留厚監訳、刀水書房、一九九六年。

現代ギリシャ文学に関心を持つものとして、私はこの領域には注目しつづけてきましたが、知識の空白を補う名著が訳出されたことを慶ぶものです。大戦間期東欧諸国が一応民主主義国として出発しながら失地回復、さらには大何々（国名、民族名）主義のショーヴィニズムを経て、次々に独裁国に転じてゆくさまは、現在の東欧と重ね合わせるのもさることながら、大正デモクラシーから大戦期に至るわが国の歴史を思い合わせずにはいられません。ひょっとするとわが国も同じ力の場の中であのコースを辿ったのでは？　という思いさえ湧きます。

4 杉本秀太郎『平家物語』講談社、一九九六年。

精読者《リズール》とはかくのごときかと思いました。

5 ヤン・ナッシンベネ作・絵『南仏の光、イタリアの風』河野万里子訳、太平社、一九九六年。

プルースト『スワン家の方へ』の挿絵で感心した画家の自叙伝風絵本です。水面の倒影や木漏れ陽や脱ぎ捨てられたジャケツや手袋などに多くを語らせるゆかしい手法は日本の挿絵の伝統に通じるものを感じます。

一九九七年

1 村上春樹『アンダーグラウンド』講談社、一九九七年。

先ず著者のインタヴューの態度に敬服します。校正刷を何度も被面接者に見せ、掲載を断る場合にその意志を尊重するなど、私たちもできないことです。また私には、医学的にみても、著者の報告は貴重であり、警鐘であると思います。瞳孔縮小が消えたところで治癒とするのは、いかにも粗雑であり、被害者の苦悩を置き去りにするものであると私は思いました。皮質下伝導路がいったんアセチルコリンの超飽和状態におかれた後の、洪水の後のような状態が目に見えるようで、心的外傷後ストレス症候群だけではないと私は改めて思いました。

2 田川建三『書物としての新約聖書』勁草書房、一九九七年。

日本のキリスト教徒は少なくても、聖書の言葉は儒教の語録と並んでずいぶん行き渡っていると思います。私も例外ではありません。しかし、新約聖書の成立過程について、これほど構築的で説得力のある言説に接したことがありませんでした。「ああ、そうか」体験の連続でした。

3 『藤田省三著作集』全一〇巻（一部未刊）、みすず書房、一九九七年。

4 鶴見俊輔『期待と回想』上・下、晶文社、一九九七年。

このお二人は私には困難な時代にも「自由検討」の立場を貫いた、ヴォルテールのような姿に見えます。『期待と回想』は一気に読みました。

5 Frank W. Putnam : *Diagnosis and Treatment of Multiple Personality Disorder*, The Guilford Press, New York, London, 1989.

若い人によると、依然として多重人格のもっとも信頼できる著作だそうです。精神医学が今になってこういうところから大きく揺さぶられようとは予見できなかったことでした。

一九九八年

引退後は精神医学書の読み方に義務感がなくなったので、面白く思ったものを挙げる。

1 杉谷葉坊《ようぼう》『情動論の試み――主体と世界のポリフォニー』人文書院、一九九八年。

情動論はそもそも少ない。それに、不安や恐怖を始め、精神科医は各々ある特権的な情動を出発点にして説を展開する癖がある。著者はすべての情動を歓喜から始めて、一つのマンダラのようなものの中に位置づけ、描きだす。面白かった。著者と何度か手紙を往復した（匿名の人である。出版社に出した）。

2 角野善宏『分裂病の心理療法』日本評論社、一九九八年。

現在、統合失調症の治療者としてもっともちゃんとしている人の一人である。統合失調症治療者の陥りやすい落とし穴に対して、ユング心理学が一種の防壁、むしろワクチンの作用をしているように思える。

3 斎藤環『文脈病』青土社、一九九八年。

眩惑的な光を放って精神医学を横断する感を抱いた。マンガを多く引いて私にはわからない部分が少なくないが、いくつかの原石が埋まっているのを感じた。

4 須賀敦子『イタリアの詩人たち』青土社、一九九八年、同『ウンベルト・サバ詩集』みすず書房、一九九八年。

後半は休養する必要が生じたので、一つは須賀敦子さんの訳詩を考えるために彼女の本を読んでこの二冊の詩集を始め、彼女の著訳書に散在する訳詩を拾った。訳詩を試みてきたものとして、非常によくわかり、共感するところがあった。

5 Henri F. Ellenberger : *Médecine de l'âme*, Fayard, 1995.

二〇年前に共同訳したアンリ・エランベルジェ（エレンベルガー）さんが最近、再評価されて、著作集が英語とフランス語で出ている。両者の選択の角度はかなり異なる。彼のフランス語は柔らかく、頭に入りやすい。英語は中年以後学んで、人手が入っていると思う。集中的に読んで、一部の訳を雑誌『みすず』に載せた。氏とは全く引退されるまで文通があって、人柄も懐かしい。

一九九九年

今年前半は、新聞さえ家人に重要記事だけ教えてもらって、ひたすら『エランベルジェ著作集』の翻訳に没頭した。翻訳は精読の極致であるかもしれぬが、それは措くとして、

1 ヨシフ・ブロツキイ『ローマ悲歌』たなかあきみつ訳（原文付）、群像社、一九九九年。

今年読んだもっとも優れた訳詩。日本詩とみてもほぼ間然とするところがない。

2 安永浩「宗教・多重人格・分裂病」『治療の声』第2巻第1、2号、一九九九年。現在、宗教論が続いているが「ああそうか」と膝を叩くところ多く、連載の今後が期待される。氏の著作集（全四巻、金剛出版、現在入手可能）ももっと読まれてほしい。

3 岡倉登志『エチオピアの歴史』明石書店、一九九九年。

さまざまな意味で関心を抱いていた帝国の最初の通史かと思われる。著者は岡倉天心の曾孫の由。

4 尚樹啓太郎『ビザンツ帝国史』東海大学出版会、一九九九年。

このような千二百余頁の大著が半年で二刷となったことは、わが読書界のなお健在を物語る。

5 森島章仁『アントナン・アルトーと精神分裂病』関西学院大学出版会、一九九九年。

全部わかったわけではないが、本年の精神病理学界の最大の収穫ではなかろうか。

二〇〇〇年

1 大野晋『日本語の形成』岩波書店、二〇〇〇年。

2 サイモン・シン『フェルマーの最終定理』青木薫訳、新潮社、二〇〇〇年。(Simon Singh, *Ferma's Last Theorem*, 1997.)

3 リー・スモーリン『宇宙は自ら進化した』野本陽代訳、NHK出版、二〇〇〇年。(Lee Smolin, *The Life of the Cosmos*, 1997.)

4 モードリス・エクスタインズ『春の祭典』金利光訳、TBSブリタニカ、一九九一年。(Modris Eksteins, *Rites of Spring—The Great War and the Birth of the Modern Age*. 発行年訳書不記載)

5 ドウス昌代『イサム・ノグチ』講談社、二〇〇〇年。

1は氏の日本語・タミール語同系統説の集大成で、非常な科学的説得力があると私は思う。謎が解かれてゆく過程にはスリルさえ感じる。無視する人はいるかもしれないが、否定することはできまい。生きているうちに日本語の形成について plausible な推定に接することができたのに幸福感を覚える。

2　何世紀もの宿題が二〇世紀末に解けた。問題を追い詰めてゆく過程に1に通じるものがあり、ともに、大きな謎はこうやって解くのか、と、教えられる思いであった。日本数学からの貢献が正当に書かれているのは、著者がインド系の人だからこそという。

3　たぶん証明できることではないのであろうが、ビッグバンに始まるという私たちの宇宙が実は（荒っぽくいえば）先行宇宙のブラックホールから始まったもので、多くの兄弟宇宙の中で人間が存在可能な宇宙定数をたまたま持ったものだという発想は、最初破天荒と思ったが、ビッグバンの前には時間も空間も何もなかったという天地創造的考えよりも私には自然な気がした。読んでいて、インド美術が頭にちらついた。半世紀以上前、天文学者の荒木京大教授が、仏教からヒントを得たであろう、素朴ながら複数宇宙論の粗描を空襲下に読んだのを思い出す。

4　二〇世紀は大きな知的発見をしている反面、戦争の世紀でもあった。本書はまず、日本人があまり関心を持たない第一次大戦の実相を述べる。この愚戦が与えた心的外傷が第二次大戦を規定したこと、西欧文化を不可逆的に変質させたことを改めて思う。ＥＵは治癒への希望であるにしても、それは今やローカルな治癒である。外傷的史観という概念は行き過ぎだろうが、心的外傷が歴史の重要な要因である可能性を教えられた。現実に、冷戦が終わった今、古い集団的外傷の記憶が亡霊のように世界を徘徊して、血なまぐさい紛争を起こしているようにみえる。

5　先へ先へと読ませる力があるノンフィクションで、彼の出発点がブランクーシだったことも、イサム・ノグチが現代日本の建築家に与えた影響の大きさも初めて知った。日々出会う戦後の建築、庭園、彫刻の多くを見る目が変わった。

二〇〇一年

1　グロスマン『「人殺し」の心理学』安原和見訳、原書房、一九九八年。（D. Grossman: *On Killing: The Psychological Cost of Learning to Kill in War and Society*, 1996.）

一九四六年、一米軍将官は驚くべき事実を発見。南北戦争から第二次大戦まで敵を発砲狙撃する前線兵士は一〇—一五％、他は「インスタントの良心的兵役忌避者」となってわざと的を外すか発砲せず、日本軍の万歳突撃に直面しても不変だった。空中戦でさえ一％の機が四〇％の相手機を撃墜していた。他国軍も同じと推定された。人間性に一抹の希望を持たせるデータであるが、心理学者が提出した方法によって、朝鮮戦争では発砲率五五％、ベトナム戦争では実に九五％に向上した。すなわち、（一）一七、八歳の若い男子を選び、（二）残虐な戦闘のビデオを強制的に長時間見せて刺激飽和による無感動を作る、（三）トマトジュースを詰めたキャベツを頭とした人形を標的にして木立の間を陰顕させ、成績を五人組の連帯責任として賞罰を与え、（四）敵は人間に非ずという洗脳を行った。ベトナム帰還兵研究でこれに言及したものを私は他に知らない。著者は元軍付心理学者の教授。

精神医学史家エランベルジェは犯罪学者でもあるが、個々の戦争犯罪でなく戦争という現象自体を犯罪学の対象とせよと言い残していた。彼の遺言は今こそ貴重である（『エランベルジェ著作集3』みすず書房、二〇〇〇年）。

2 D. M. Donovan and Deborah McIntyre: *Healing the Hurt Child*, Norton, 1990.
児童精神医学の真に臨床的な書。自我中心のフロイト、真空の中で発達が起こるピアジェの児童観に対して環境との相互作用と児童の柔軟な自然回復力を重視し、ＤＳＭを始めカテゴリー的分類による児童治療の硬直化に反対し、診断より発達的・文脈的理解を唱え、マイナスとされる症状や異常なプレイに児童のメッセージを卓抜な推理で見抜く多数の症例を挙げている。ただ、感情でなく認知と行動との改善に焦点を当てるのは英米流の偏りと感じる。

3 滝川一廣『「こころ」はどこで壊れるか――精神医療の実像と虚像』聞き手・編佐藤幹夫、洋泉社、二〇〇一年。
精神医療の現在の批判的展望としてもっとも優れたものと思う。

4 高久史麿監修、橋本信也・福井次夫編『診察診断学』医学書院、一九九八年。
本書は（一）診察室での診断法が実はもっとも重要で効率的でもあることが如実にわかり、（二）精神科を含む全科にわたっており、（三）きわめて臨床的であって、（四）実際に行った人が書いていることがわかる明快性がある。一般知識人にも読めるかもしれない。
5　昨年の土居健郎につづいて『木村敏著作集』の出版が完了して、二〇世紀後半の傑出した精神科医の仕事を展望できるようになった。

二〇〇二年

四月初旬に手術を受ける前々日、神戸ジュンク堂で本のまとめ買いをした。

手術前、**1**　石川九楊『日本書史』（名古屋大学出版会、二〇〇一年）を読んだ。「東洋の書は西洋の音楽に相当する」というテーゼに「おお」と思った。はからずも日本文学史、思想史を辿りなおす思いであった。**2**　武井麻子『感情と看護』（医学書院、二〇〇一年）は「肉体労働」でも「精神労働」でもない「感情労働」としての看護をきれいごとでなく、現場の真実を踏まえて「そうだ」とうなずくところが多かった。

手術後しばらくは、その直後に出た私のエッセイ集、ついで私の訳詩集しか読めなかった。次に生物学の本が読めるようになった。たとえば、**3**　池田清彦『新しい生物学の教科書』（新潮社、二〇〇一年）などである。

退院してから、まず雑誌『精神看護』を集中的に読んだ。次に精神医学関連の本でも生物学的精神医学の本を読むようになった。**4**　中田力『脳の方程式＋α』（紀伊國屋書店、二〇〇二年）、ノーレットランダーシュ『ユーザーイリュージョン』*（柴田裕之訳、紀伊國屋書店、二〇〇二年）は「はたしてそうか」という疑問とともに思索のパン種を与えてくれた。最近は、私たちの訳のコンラート『分裂病のはじまり』（岩崎学術出版社、一九九四年）から始めて、八四九頁の大著、**5** 中安信夫『分裂病症候学』増補改訂版（星和書店、二〇〇二年）の緻密な論理と柔軟な精神と臨床体験に進んでいる。なお、米国は二〇一〇年にＤＳＭ－Ｖを予定しており、その過程を公表するらしく、米国精神医学会から行動計画書（agenda）と自己批判（精神科診断学のジレンマ）が公刊された。これを読んでから現行ＤＳＭ体系を使うと日本精神医学も現在の呪縛から多少逃れられるだろうと思った。

6 米原万里『嘘つきアーニャの真っ赤な真実』（角川書店、二〇〇一年）、同『オリガ・モリソヴナの反語法』（集英社、二〇〇二年）には、「ああ」としか言えない嗟嘆がしきりであった。

この〝回復〟の順序は、私の精神形成の辿りなおしかもしれない。その間、枕頭の書は、**7** イエスペルセン『文法の原理』（半田一郎訳、岩波書店、一九五八年）であった。

＊原著者名は強いて翻字すればノェレットランネルス、表題は『意識的世界』ではなかろうか。

二〇〇三年

二〇〇三年はイラク戦争に覆われた年であった。いろいろ読んだが、今記憶に残るのは、戦争と帝国主義にかんするものである。

1 Kardiner : *War Stress and Neurotic Illness*, Paul B. Hoeber, Inc., New York and London, 1941, 1946.

この本は戦争神経症の古典であるが入手困難で、ついにある市立図書館で発見され、日本で二〇部だけ復刻された。数十の詳細な症例記述は圧倒的で、米兵は物量をたのんで云々という日本軍部の常套句が吹っ飛んだ。ただ症例は兵士のみで、例外は特務将校のみ。青年ヴァレリーがうかうかと条件につられ、ロンドンで半軟禁状態におかれ、大量の英帝国主義宣伝文書の仏訳を命じられ自殺未遂に至る経緯が、

2 Cecily Mackworth, *English Interludes*, Routledge & Kegan Paul, 1974.

にあることを教えられ、紳士の虚像を覆す英帝国主義者の粗野さを改めて知った。一八七五年渡英の鳥居小弥太の思想が英国外務省の極東担当でもあった（!）大物理学者ケルヴィン卿の感銘を呼び、間接的にヴァレリーに影響を与えていたことも。

3 「中井家家訓」（一九〇三年）

和歌山郊外の父方の本家を訪ねて、曾祖父の

の、女子に相当の教育を与え、なお自立の志があれば自立を援助せよ、とか、子孫に精神障害者が出ることもあろうが、慈愛の心を以て接し疎んじるなという意味の文面に少し驚

いた。
二〇〇四年

1　ジェイムズ・ジョイス『抄訳／フィネガンズ・ウェイク』宮田恭子編訳、集英社、二〇〇四年。

エルマン『ジェイムズ・ジョイス伝1・2』（みすず書房、一九九六年）のエピグラフに使われた訳者によるFWの訳に掬すべきものを感じたのは私だけでなかったが、たまたま短い書評に少し触れたことが多少とも新訳を続ける力になったとうかがった奇縁がある。FWは夢の世界といわれるが、実際は半醒半睡における dreamy thinking のほうに近く、また、徹夜の後の超覚醒状態においても類似の彷徨的な多重連想がありうる（いずれも「通夜」に起こる状態――両極相通ずというべきか）。それにふさわしく訳文は覚醒度をむしろ下げて水の流れに任せるような読み方ができる。高名な柳瀬訳とはまた別の放れ業であろう。

2　清水徹『ヴァレリーの肖像』筑摩書房、二〇〇四年。

『若きパルク』の徹底的な読み込みを基底に据えてヴァレリーの生涯をユニークな視点から描いて、ああそうか、という気づきをしきりに起こさせる。ヴァレリーの感性を捉える著者の文体のしなやかさとうぶ毛のようなやわらかさは、古色を帯びてきたかにみえるヴァレリー像を一新させる力があると私は思う。著者の見解はこれまで大学紀要の類いに発表されて目に触れにくかった。

3 神品芳夫編著『自然詩の系譜――20世紀ドイツ詩の水脈』みすず書房、二〇〇四年。戦時下あるいは冷戦下のドイツ詩論であって、戦後日本詩のあれこれを思い浮かべつつ読んだ。

4 米原万里『旅行者の朝食』文春文庫、二〇〇四年。私は著者の一種のファンであって、その同時通訳体験から得た言語論に非常に教えられ、通訳だけが入れる特権的な現場の挿話もいかにもと思う。このエッセイは著者ののびやかな面がよく出ていて、疲れた時には取り出す数少ない本の一つである。

5 森嶋通夫『なぜ日本は行き詰ったか』村田安雄・森嶋瑤子訳、岩波書店、二〇〇四年。著者の長逝を惜しむ。経済学に疎い者であるが、最後の著作となった本書も含めて著者には学ぶところが多かった。しかし、九〇年代に書かれた本書の内容よりも二〇〇〇年代に入って事態は深刻になっているのではないか。

二〇〇五年

1 『中尾佐助著作集』全六巻、北海道大学出版会。『秘境ブータン』(一九五九年)以来、尊敬の念を抱いてきた。具体的にして全体的という視点を持つ人は希有である。最近の枕頭の書である。

2 木山英雄『人は歌い人は哭く大旗の前——漢詩の毛沢東時代』岩波書店、二〇〇五年八月。

引用された詩は、著者が中国知識人との長い交友によって採録したもので、中国ではほとんど知られていないであろう。文化大革命期を中心として中国知識人の苦悩がひしひしと伝わってくる。この詩群を目にして始めて中国知識人を同時代人と感じることができた。

3 『ディラン・トマス全詩集』松田幸雄訳、青土社、二〇〇五年一一月。

トマスの原詩は私にはとうてい手に負えるものではないが、この訳詩の、詩としての完成度の高さはほとんど動かしがたい域に達していると思う。

4 マーク・ブキャナン『複雑な世界、単純な法則』阪本芳久訳、草思社、二〇〇五年三月。

スモール・ワールズ・ネットワークの理論を科学ジャーナリストがよくまとめてある。司令塔なきネットワークが存在し、より高能率でありうるのは私には驚異であった。理論の提唱者二人ワッツとストロガッツそれぞれの一般向け著作もすでに翻訳がある。

5 ベンジャミン・リベット『マインド・タイム』下條信輔訳、岩波書店、二〇〇五年七月。

4・5共に私には理解できないところも多々あるが、意識‐良心の問題への大きな寄与者の情報量の多さは意識的追跡を許さなかろう。

ほどの情報にもとづく意識的判断が追いかけ、この時遅れを現在とするという。確かに前

だと思う。一〇の七乗ビットの情報にもとづく無意識的判断を〇・五秒遅れて二〇ビット

二〇〇六年

1 オデュッセアス・エリティス『アクシオン・エスティ（讃えられよ）』山川偉也訳、人文書院、二〇〇六年一〇月。

2 アーザル・ナフィーシー『テヘランでロリータを読む』市川恵里訳、白水社、二〇〇六年九月。

3 ラッセル・フォスター、レオン・クライツマン『生物時計はなぜリズムを刻むのか』本間徳子訳、日経BP社、二〇〇六年一月。

4 テンプル・グランディン『動物感覚』中尾ゆかり訳、NHK出版、二〇〇六年五月。

5 米原万里『打ちのめされるようなすごい本』文藝春秋、二〇〇六年一〇月。

1 二〇世紀ギリシャ詩人、ノーベル賞受賞者エリティスの長詩『アクシオン・エスティ』の全訳である。ギリシャの自然とその歴史、文学、ギリシャ正教世界、そして自身の第二次大戦従軍体験を踏まえた困難な時代におけるギリシャ讃歌である。長詩を日本語に訳すること自体が困難な事業だが、本年の訳詩世界の最大の収穫に数えられよう。私など

がいうのはおこがましい限りだが、いずれも原文をみて「こうしか訳しようがない」と思われるところが多く、しかも日本語の詩になっている。美しい対訳本を刊行された訳者と出版社に敬意を表する。神戸の代表的書店に平積みになっていたのをみてほっとした。

2 英文学を宗教指導者専制下で読む女子学生たちが『ロリータ』を男の夢を押しつけられた女性の眼で読むという一事だけでも開眼的体験であった。似た時代は私の幼い時にもあった。その青年たちに亡命という選択肢はなかったが。

3 ごく最近の生物時計についての発見にもとづく時間生物学の展望、**4** は自身が高知能自閉症という女性生物学者からみた、ヒトが参入しがたい動物の感覚世界である。臨床の義務を持たなくなって生物学の本を楽しんでいる。その中の二冊。

5 同時通訳者という存在に早くから関心を持って、事あるごとに本人たちをつかまえて尋ねていたが、米原さんの本からは他の人からは得られなかった体験をずいぶん教えていただいた。遺著で表題は著者らしくない直球すぎると思うが、これを最後として彼女の文章に接することがないかもと思い、その早すぎる逝去を改めて悲しみ惜しむ。

二〇〇七年

1 小尾俊人『出版と社会』幻戯書房、二〇〇七年。

戦前戦中の出版社の「読ませる」立場からのストーリーを初めて知った。円本は戦後の古書店に氾濫して、私の世代の書籍購入はそこから始まった。最初に読んだ恋愛小説もその中にある。

戦時中の本でまともなのは、まず武藤勝彦『地図の話』（岩波少年文庫）で、戦後も再版された。科学振興という名目で天文学や地質学のよい本が出ていた。また山本一清『天体と宇宙』である。シャンド『地球と地質学』（創元科学叢書）は翻訳だがウェゲナーの大陸漂移説をすでに丁寧に紹介してあり、私を神がかりから防水加工してくれた。ヴェルヌの『海底二万里』はその孤独に耐えやすくさせてくれた。

2　熊木徹夫『精神科の薬を語ろう』、神田橋條治ら『精神科薬物治療を語ろう』ともに日本評論社、二〇〇七年。

前者は多数の患者の薬の飲み心地をインターネットから採り、後者は十数名の精神科医の使い勝手を集めたもの。批判の声も耳にするが、精神医学の秤にはマニュアル精神医学と反対側の皿に載るものが必要である。精神科医にも患者にも、金科玉条にさえしなければ、マニュアルよりずっと役に立つだろうと敢えて支持する。

3　石井宏『西洋音楽からみたニッポン――俳句は四・四・四』ＰＨＰ研究所、二〇〇七年。

モーラ数（字数）でなく、拍で日本詩の音律を捉えた。休止も一拍と数えて四拍子が日本詩歌の基本であると。多くの印欧語は三拍子（弱弱強格など）、日本語が四拍子なのは詩の翻訳を少し手がけた私も意識していたが、改めて開眼体験を味わった。ただし鎌倉時代に七五調の出現から揺らぎはじめ、七、八世紀を隔てて一九六〇、七〇年代から「水飴を垂れ流したような」メリハリのない「無拍」に変化したという。なるほど、「上を向いて歩こう」は「リンゴの歌」ほど合わせて手を叩きにくい。これは語彙以上に大きな日本語の変化でなかろうか。

4 奴田原睦明『エジプト人はどこにいるか』第三書館、一九八五年。リチャード・クロッグ『ギリシャ近現代史』高久暁訳、新評論、一九九八年。トルコも含めて非西欧国の近代化は初期から徴兵法の理不尽過酷、近隣への出兵、虐殺、クーデタなど、わが国の近代化と照応させてみたくなる。

5 山本義隆『一六世紀文化革命』1・2、みすず書房、二〇〇七年。医学史上重要な世紀であるが、私の中ではこの本によって初めて時代の全面的な文化の広がりの中に収まった。

二〇〇八年

今年はなぜか大冊の目白押しである。

1 ドニ・ベルトレ『ポール・ヴァレリー 1871-1945』松田浩則訳、法政大学出版局、七九四ページ、二〇〇八年。

本格的なヴァレリー伝である。著者はスイスの政治学者、訳者はヴァレリー研究者。丁寧に原本の誤りを訂正し、絵、写真、図版を入れ、登場人物の略伝を付けた。現在形を多用し、石河原の上を滑り流れる奔流のような文体によって、リーダブルな八〇〇ページを生み出した。しかし、この詩人の生涯にはまだまだ謎が残る。

2 バーバラ・J・キャラウェイ『ペプロウの生涯――ひとりの女性として、精神科ナースとして』星野敦子訳、医学書院、六三〇ページ、二〇〇八年。

第二次世界大戦の中から米国の精神科医療・看護への仮借ない調査と自己の実践と同志の糾合によって、米国精神科看護学を医学と独立に実践の学として作り上げたペプロウの伝記である。一九六〇年代の米国州立（精神科）病院の赤裸々な姿が描き出される。米国看護学をサリヴァニアンに方向づけたのは彼女の『人間関係の看護論』（一九五二年）である。

3 エヴァン・トーマス『レイテ沖海戦――日米四人の指揮官と艦隊決戦』平賀秀明訳、白水社、六〇二ページ、二〇〇八年。

日米戦は第二次大戦の中でせいぜい裏庭の戦いだったこと、日本艦隊絶対優位という希有な機会における米小艦隊の反撃の果敢さ、特攻機の与えたものが燃え散るガソリンの炎に焼かれる恐怖だったこと、最後に勝利者の米提督が脱線し空虚な躁状態に近づくのに対して、敗北者の日本提督が釣りや英語塾経営で穏やかに暮らす皮肉。

4 ヴィクトリア・ヒスロップ『封印の島』上・下、中村妙子訳、みすず書房、二〇〇八年。

ギリシャはクレタ島の属島におけるハンセン病治療共同体の物語である。ギリシャでも、ハンセン病の隔離は行われたが、島は自治によって運営され、世界大戦にもかかわらず新しい治療が早く導入されて、戦後ほどなく島の共同体は解散に向かう。医師の私としては、それを可能にした医学的・公共衛生学的条件をもう少し知りたいが、島の共同体の活気と外界への開けぶりは、同じ地球上のことかと驚異である。

5 クロード・レヴィ＝ストロースの『神話論理』の邦訳全五巻がとうとう一昨年みすず書房から出始めた。まだ、なかなか取り付けないが挙げないで置くには重要すぎるだろう。今なお私の枕頭の書の一つは、S・ギーディオン『永遠の現在——美術の起源』（江上波夫・木村重信訳、東京大学出版会、一九六八年）である。

二〇〇九年

1 『ヒーリー精神科治療薬ガイド』田島治・江口重幸監訳、冬樹純子訳、みすず書房、二〇〇九年。

現在もっとも妥当な精神薬理学書として、医療者のみならず、一般公衆、服薬者にも開かれている。書も二〇〇九年発行の第五版である。そのヒーリーが米国、カナダでは妨害されて就職できない現実がある。しかし、巨額の開発費を要した薬物を抱える製薬会社と指導的精神科医の癒着を米国ではジャーナリズムが取り上げて、精神科医の品性が問われるに至っている。なお、クリストファー・レーン『乱造される心の病』（原題 *Shyness*、寺西のぶ子訳、河出書房新社、二〇〇九年）とも深い関連がある。こちらはグローバリゼーションの精神医学版として世界を席巻したＤＳＭ－Ⅲ以後の米国診断基準が作られた過程の裏面を記すノンフィクションである。

2『セオドー・レトキー詩集』松田幸雄訳、彩流社、二〇〇九年。

米国の詩人 Theodore Huebner Roethke（一九〇八―一九六三）の選詩集。訳者は複雑な構造の原文を破綻なくみずみずしい四拍子の日本語に移している。たとえば「フジツボのついた象牙色の低い岩場を越えて、／最初の潮の漣が、ほとんど音もなく私のほうへ寄せてきて、／海岸の狭い溝、連なる死んだ蛤の貝殻に沿って流れてゆく」。訳者は、レトキーの詩は日本人の心性に通じ、たとえば「薔薇」は蕪村を思わせるという。

3 後藤正治『奇蹟の画家』講談社、二〇〇九年。

無名の画家・石井一男を発掘した画廊主島田誠を中心とするノンフィクションである。絵の買い手の個人史や買った動機などがインタヴューにもとづいて記されている。ああ、これが神戸の文化だとしみじみ感じる何かがある。もちろん、つながりのある人という意味で、地理的神戸人ではない。

4　加藤澄『サイコセラピー面接／テクスト分析——サリヴァンの面接トランスクリプトに基づいて』ひつじ書房、二〇〇九年。

著者は言語学者であるが、精神科医サリヴァン（と一部サールズ）の面接速記録のコピーを彼らのかつての勤務病院理事会の承認を経て入手し、これを分析したもので、決して読みやすくはないが、精神科医には問いの戦略的意味の分析として重要で啓発的である。この記録は言語学者にも垂涎の的とか。

5　『ミクロスコピア』西村書店。

二〇〇九年冬号で刊行を終えたユニークな同人医学雑誌のバックナンバー。新潟大学名誉教授・藤田恒夫（解剖学教授）を責任編集者として二六年前発刊され、主に日本人の医学研究を本人が紹介する記事が多かった。宇和島病院における病腎移植へのバッシングの嵐の中で断固、一流医学者による擁護記事を掲載しつづけたのは本誌だけである。その他、本誌がなければ精神科医の私が知ることのなかった事項は実に多い。邦人の研究は主に英文でそれぞれの国際的専門誌に掲載されるからである。医学史、留学記から新潟のおいしいものの紹介まである。このような雑誌が再び現れるだろうか。バックナンバーはまだ新潟の西村書店から購入可能であるが——。

二〇一〇年

1　鈴木秀夫『気候変化と人間――1万年の歴史』原書房、二〇〇四年。

地球温暖化説とそれへの反論は時間尺度の相違であるまいか。世界人口と生産活動が現在の傾向を続ける結果の破局は数十年単位であり、近づきつつあるだろう第五氷河期までを視野に入れれば寒冷化であろう。しかし、鈴木先生の本を読めば、気候変動は地域差が甚だしく、農業が営めなくなった地域からの民族大移動が起こることが最大の問題である。米原万里の処女作『マイナス50℃の世界』（清流出版、二〇〇七年）は、世界最寒地に住む奥シベリアのサミ族が周囲から孤立してトルコ語系の言葉を話し、じっさい温暖地域からの移動者である。これは少数の人間集団が次の氷河期を生き抜く可能性を示している。言語学界の「丸山ワクチン」である大野晋の「日本語のタミール語起源説」もごく普通のことかもしれない。

もっとも、鈴木先生がぜひ読めという箇所は、緑の世界が一夜にして氷結した例である。すでに、古いアーサー・ホームズの『一般地質学』（東京大学出版会）にも、「ある年、春が来なかった」という形で氷河期が来た場合があると述べられている。

2　水島広子『トラウマの現実に向き合う――ジャッジメントを手放すということ』岩崎学術出版社、二〇一〇年。

トラウマという視点に立っての治療原則を述べたものであるが、ＰＴＳＤだけでなく、さらに精神医学的、臨床心理的治療さえ越えて身体病の治療者に及ぶ重要な原則を明快に述べている。

「治療者は病気の専門家であって人間の専門家ではない」という、治療者の傲慢さへの戒めの上に立ち、治療者、家族などの周囲から「ジャッジメント」を下され、「コントロールされる」とき、人は弱くなり、これに代わって「アセスメント」を供給され、自己を「コントロール」していると感じるとき、人は強くなる。この原則はそのとおりとしか言いようがない。しかし、この原則のもとに現実に向き合うとき、いかに落とし穴が多いことか。たとえば「かわいそう」という言葉はジャッジメントであり、「専門家が答えを知っている」という態度は患者をコントロールする。

認知症、担癌患者、難病患者の治療において、それぞれどのような現実に直面して、なおこの原則を守れるかを考えてみることは、これらの患者が置かれている現状を大きく改善するきっかけになる。しかし、それはマゼラン海峡を通過する操船者のような細心の注意と反省力を必要とするだろう。人の優位に立って人を支配することが医療者になる隠れた最大の動機だからである。それが治療者の、おそらく最大の、燃え尽きの原因になっている。

さらに司法の世界ではジャッジメントとコントロールは自明とされている。しかし、はたしてそうか。最近の事例は、コントロールが独走した例の甚だしいものではないか。

3　加藤陽子『それでも、日本人は「戦争」を選んだ』朝日出版社、二〇〇九年。

いか。

中国の基底音が『史記』『三国志』とすれば、日本は『平家物語』『太平記』であろうか。今の日本人は北朝鮮を嘲笑するが、戦時中の日本を小学生で送った私は、むしろ、当時とそっくりと思う。北の外国体験は軍国主義日本しかなかったのであろうか。先軍主義、〝強盛大国〟、統治者の世襲、そして、核開発と戦艦大和、「ほしがりません、勝つまでは」と野草食の勧め。小潜水艇や高速漁船も何がなし特攻兵器を思わせ、当時を偲ばせないか。

大阪万博のころ、薔薇色の未来をうたう「未来学」が盛んであった。当時の私は「未来学」には「破滅学」が対偶しなければならないと主張したが、もちろん、誰も耳を傾けなかった。以来、私は航空機事故の本を集め、最近は「失敗学」を読んできた。少なくとも、私の医療と震災の時の判断には役に立った。

4 尖閣諸島事件をめぐる言説。

これは私を抑鬱に陥らせた。私は戦前のジンゴイズムが皮一枚下に生きていることを知った。「弱腰」の罵声は、日本を一度破滅に追い込んだ鍵言葉であった。

そもそも、どうして追尾する漁船を巡視船が振り切れなかったのか。ただ増速すればよいではないか。漁船が巡視船の速度よりも高速なのか。ビデオ公開を中国が嫌がったのはそういうことか。それならば、石垣港停泊中に潜水夫などで確認できよう。それとも、衝突事故によって海上保安庁が知られざる日頃の労苦を国民に知らせたかったのか。韓国軍艦「天安」の撃沈を国際社会は黙認した。日本巡視船が脅威を感じても不思議でなく、それならばビデオ流出も理解できる。そういう事態を想定していなかったとか、操船を誤ったとは考えにくかろう。

5『マラルメ全集』筑摩書房、二〇一〇年完成。「長き持続の栄光というべきか」。

二〇一一年

昨年は驚くほど本を手にとっていません。兵庫県の限定配布文書（だろうと思います）によれば、三月一一日以後のこと、名通訳・同時通訳を集めている米国大使館がテレビ放送などを訳せと命じたところ、「これは日本語ではありません」という理由で断わられ、仕方ないから米国人特派員によるCNN放送などに頼って、何マイル以内には立ち入るな、などの指示を出していたそうです。たとえば「直ちには」という表現は、「ではしばらくたったらどうなるのか」への答えなしには英語にならないそうです。

私もさっぱりわかりませんから、従妹が送ってくる『東京新聞』も含めて五紙をとりました。『東京新聞』は今郵送してもらっています。

私のところにも多数の記者がおいでになり、そのつど一七年前を思い出すのは苦痛でありましたが、記者の方々多数と接する機会でもありました。

1 戸高一成（編）『[証言録］海軍反省会』・同〈2〉、PHP研究所、二〇〇九年・二〇一〇年。

太平洋戦争を生き抜いた帝国海軍の方々が集まって敗戦に至ったいきさつを語ったテープをNHKが修復したもので、日本人指導層の反省（あるいは弁明）には似たパターンがありそうに思えます。

それは、うまく表現できないのですが、強いていえば「ハンモック・ナンバー」（席次）で決まる昇進制度の評価では、医者でいえば臨床の評価が入っていないようにみえます。医学界でも手術のできない教授はいないとは言えませんけれども、私が現役だった時代には手術記録（カルテなど）のスライドが審査会に上映されていました。

もちろん、連合艦隊司令長官がいつも駆逐艦をみごとに操艦できなければならないと申すわけではありませんけれども、反省会の方々が当時の指導層を海軍軍政大将などと呼んでおられるのですから、まんざら誤解だけじゃないかも知れません。

関係があるかどうか、日本海軍は練習帆船を創立以来持ったことのない唯一の海軍かも知れません。帆船訓練を受けた例外は東郷平八郎で、彼が九年留学していたウースター商船学校は木造船そのもので陸上に施設は全くなかったと記憶します。現在もロシアを含めて主要各国が帆走練習船を持っているようです（日本と中国は例外かも知れません）。短艇競漕と何が違うかというと、まず海、風などへの馴染みでしょう。これはボートの先端で逆立ちできるバランス感覚のよさ（山本五十六）とは別だろうと思います。

少なくとも「ハンモック・ナンバー」の順位が違ってくるでしょう。

2 原為一『帝国海軍の最後』河出書房新社、二〇一〇年。

かつて何十年か前に米国のポケットブックで『日本駆逐艦長』として出たものの日本語版です。英文は日系二世の方が本人の談話をきいたもののようで、著者が故人の今ではどちらが原典かわかりません（私は二〇代で英語の勉強のためにいちおう通読しています）。軍政大将の逆で、「大和」最後の出撃の巡洋艦長の時もソロモンの輸送任務に就いていた時と同じ大佐ですが、空中攻撃回避の操艦の妙など名パイロット坂井三郎の域に達しているようで、乗組員の支持も陸軍の名中隊長のいくさ上手と同じです。なおこの日本版で知ったのは、アメリカ海軍も損害を隠すらしいことです。英文版にはなかった記述だったと思います。

折しもNHKのテレビ「坂の上の雲」が進行中でしたが、神戸に多い坂の上の雲を見上げて登り道を歩くたびに、いつまでも手が届かないという含みがあるのかないのか考え込みました。

司馬の不幸は、原本の発刊後ほどなく、日露戦争史とロシア海軍側からの日露海戦史（の邦訳）が宮中から出て来たことで、すでに書き直しの箇所を指摘した本も出ています。もっとも、陸軍系から出た三巻の日本近代戦争史（非売品。正式な題名は忘れました）にすでに少しは書いてあって、東郷を「愚将」と断定しています。山本五十六には確か女性問題をとりあげて罵倒しているのは、もっともかもしれませんが、陸軍にはそれに相当する元帥がおられなかったでしょうか。

あとがき

フランスの詩人ポール・ヴァレリー（一八七一―一九四五）は私の終生の勉強の対象であった。

もっとも、それは一人の詩人を研究対象としたというよりも、敗戦の翌年に一二歳であって最終期の旧制七年制高校尋常科（中学相当）入学生が、滔々と流れ入り来るアメリカ占領軍の文化に拮抗して自分の立ち位置をみいだそうとする努力の一環であったろう。

それは、戦時下高校生の抵抗文化を引き継いだのかもしれない。

二人の国語教師に私は注目した。私は一〇代前半、彼らも二〇代であった。

私たちは万葉集と新古今集を教わり、ヨーロッパの詩人の香りを嗅いだ。

そのころはまだ「暗誦の文化」が続いていた。私は古歌を、ヴァレリーを、リルケを、T・S・エリオットをそらんじた。

私は京大法学部に入り、結核と診断されて医学部に転向するのだが、その間にリルケによるその独訳に助けられてヴァレリー詩の翻訳に手を染めてしまう。

私は自分が詩人でないことを早くに気づいていた。たまたま現代ギリシア語の詩を翻訳して出版しており、これがヴァレリー詩を訳しあげることをなぜかやさしくしてくれた。その前に、私はアメリカの精神科医ハリー・スタック・サリヴァンの翻訳を十数年間にわたって行っている。これはアメリカ人が「まず英語に訳してもらわねば」というのだが、私はどうしてアメリカ人が分からないのかが分からない。

ヴァレリーとジッドとのやりとりを私はヴァレリーの身になって読んだ。おそらく、ジッドの身になったら全く違うテキストになったに違いない。ピエール・ルイスという第三者との関係安定性も考えに入れなければならない。ジッドの不幸な学校生活も重視しなければならないだろうし、税関吏の息子ヴァレリーとノルマンディの大資産家ジッドとの階層の違いも勘定に入れねばなるまい。より若いほう、あるいは階級の低いほうが必ず輝かねばならないのである。逆に性的世界への案内は年長のほうがつとめるだろう。「ジェノアの危機」に文学を断念するのに、そのような自然界からの圧力も無視できないだろう。

晩年の詩『コロナ・コロニラ』を松田浩則先生と共訳して驚いたのは、ヴァレリーの女性イメージ保持力とでもいうべきものの強烈さであった。こういう力は年齢が加わると一般に衰えはしても増しはしない。年かさの貴婦人への恋もイメージならば首をかしげるほどのことではない。

しかし、嵐の晩にまんじりともせず目覚めておれば、カトリックの母が少年に禁じていることへの誘惑も湧くだろう。当時はフランスでは精神医学の権威も、そのことが精神異常を起こすと断定していたのである。

きわめて唯物論的な推論と驚かれる向きもあろう。しかし、自然の暴威は物理的脅威であり、それは必ずしも精神に有害とは言えない。

それどころか、あえて言えば、ジェノアの嵐の一夜は彼の心と身体を救ったとさえ考えることもできる。暴風の一夜で精神状態が悪化した例を私は知らない。もちろん、生命の危機があれば別であるが――。

彼は窓の外で荒れ狂う嵐をみていた。それは彼の内面の嵐と似ていなくもないだろう。夏の地中海のべた凪ぎとは打って変わった荒れ様ではある。しかし、それは必ず朝までに終わるのだ。そのように、最後から二つ目の節の六行目から、「デルフォイの巫女」は嵐が一過したように全くの凪で終わる。

このやうに、募るばかりの拷問に、
赤く爛れた灼熱の黄金《こがね》の凪に
煽られて、神《かん》なぎの巫女《みこ》は

狂ひ、喘ぎ、吼える。
だが遂にみ空が現れ、
朗らかな法王さまの耳が
大胆に未来に向かふ！
聖なる期待に耳は傾く、
新しい素白《ましろ》の声が
不純な肉を離れ出るから。

＊

人の誉れ、聖なる「言語」、
予言のやうで整った語法、
身体の中をさ迷ふ神を
繋ぐ美しい鎖、
明らかにしてゆとりあり！
これぞ「英知」の語り、
厳かな「声」の響き、
響く時、己を知れば、

もはや人の声ならず、
水の声、森の声のみ！

（『若きパルク／魅惑』改訂普及版、一一九―一二〇頁、みすず書房、二〇〇三年）


しかし現実には、そうあっさりとはゆかない。

彼は例のロヴィラ夫人をジェノアの危機があった月の半ばに劇場で見かける。そして、これは友人が仕組んだと思い込んでパニックを起こしかける。古典的な統合失調症の症状学では「人物誤認」そして「仕組まれ体験」として、ここからが危なっかしい体験が始まるぞと精神科医は固唾を呑む。

いや「巫女」をさらに溯って第Ⅴ節に戻れば、「声の主《ぬし》は誰、私でなくて私に語るのは？／答へるこだまは何もの、よくも嘘っぱちを！」。さらに溯れば「みだらな「知性」がこの身体を／知り尽くした上で操る！」

これは精神科医が症状を探しまわっているのかも知れない。私の本業がそうだから、そう思われても仕方ない。しかし、これが美しい韻文で書かれていることは事実である。

「巫女」は「蛇の素描」とともにあまり読まれなかったかも知れない。

ただ、私の友人で聖書を読み込んでいる者に、ある時、「聖書の中で蛇が出てくるところは？」とたずねるとただちに「出エジプト記第４章以下」と「創世記」、という返事が返ってきた。ヴァレリーの蛇好きの一つの根は聖書にあって、詩形式も同じ「巫女」と「蛇の素描」とにあったのだ。

ヴァレリーはイギリス二度目の旅行で自殺をはかった。これは本人も語っている大危機である(でなければ人が知るわけがない)。彼の「大沈黙」は彼の精神のために必要だった。

そして私は、彼のミューズに夫人を加えたい。彼はできあがったばかりの詩をまず夫人に送って読ませているからである。

＊　＊　＊

この本の残りは、雑誌「みすず」の恒例である新年号の読書アンケートに答えたものである。あんないい本が出ていたと思い出すことしきりである。

「文化会議」はごく少部数の雑誌で、粗末な紙に活版印刷。田中美知太郎先生が創刊された。今は廃刊されてから久しい。私は主に書評欄を依頼された。土居健郎先生の御紹介である。

これが私のコレクションの最終巻である。他の巻と異なり、精神医学との関連はたかだか間接的である。全体の構成は筑摩書房編集部の湯原法史さんによる。深く感謝しております。

私の属している世代は敗退と占領が特徴である。少なくとも開戦の時は小学二年の後半であった。

戦争の始まりを告げられた教室で、私は「これは笑いごとじゃないぞ」と叫んだ記憶がある。私は日本は十年ごとに戦争をしていることに気づいて、この戦争にもし勝ったら次はどことやるの？　とたずねたら、誰であったか「ドイツかな」と言ったのでがっかりした。小学五年生の冬に祖母の葬儀中には米国のＢ29が大阪近縁のどこかを爆撃している爆発音が響いていた。

この時に来ていたおじいさんに招かれて、二、三カ月後にお宅に行った。「もう海軍はないよ。陸軍に行くことだな」と言って、ジェーンの海軍年鑑（一九〇四―五年）をくれた。この人は日露戦争の時ニューヨークにいたというから、祖国の運命が気がかりだったのだろう。日本海軍の当時の艦名が変体ひらがなで記してあった。日本海軍の軍港などの秘密の地域の地図が堂々と載っている。後で知ったことであるが、ジェーンはまず日露の海軍についてそれぞれ一冊の本を書いている。双方の海軍力は世界に全くといってよいほど知られていなかった。ジェーンという人は両国の海軍に深くくい込んでいる。のちの復刻版でわかる。

私が空襲下で持ち歩いていたのは、この一九〇四―五年版年鑑で、少しずつ英語をとり込んでいった。もともとは強烈なローマ字読みだったが、多方、私は謎ときが好きなのだろう。
五、六年の担任教師はいずれも戦争を語らなかった。あるいは覚えていないのかも知れないが、感銘をそそったのは、出征して片腕を失って戻ってきたほうは確かにいっさい勇ましいことは語らなかった。もう一人（西田清二郎教諭）のほうは、米英の国旗を破損しようとしている学童を「一国の尊敬を集めている国旗は侮辱してはいけない」と叱っているのを目の前でみて驚いたことがある。このような考えをどこで身につけて来たのであろうか。
私を阪神間の七年制高校を受験するよう父に勧めたのも、同じ先生である。そこは私の属する階級では行くところではなかった。先生は力試しに受けてみることを提案したのである。

私は入学試験の時に、その学校の威圧感というもののなさに、そこに行きたいと言い出した。

私だけでなく、授業料が払えなくなる者が続出した。クラス会が中退生を探し出しては入会させた一時期がある。学校のほうも、「本学のレベルを維持するために」何人かの生徒の授業料を免除した。

旧制七年制高校は今は忘れられつつある存在である。中学校は五年制であるが、三年制の国立の高等学校は中学四年生を終えれば受験できる。この制度を巧みに利用すれば、尋常科（中学校）四年、高等科三年の合計七年間で旧制大学受験資格ができる。私は学制に全くくわしくないが、これが七年制高校である。〝大正デモクラシー〟の現れのようにみられたらしく、官立の三年制高校が一学年の留年者五パーセントに対して七年制高校は一〇パーセントと規定され、実際よく留年者が出た。

私には法学部は合わなかったらしく、友人も「社史編集室直行だなあ」とひやかす。私は肺結核と診断されてさっさと休学した。当時はまず就職できなくなるからだが、ちょうど抗結核剤ヒドラジドが間に合ってか、半年後に復学できた。この時、学生診断所で出会った三人は終生の友人となった。これをTB《テーベー》三人組といわれた。診断してくれた医師は結核死を遂げていた。

私はだめだろうと思った医学部に合格した。京都大学では医学部にどの大学のどの学部からでも入試を受けることができた最後から二番目の学年であった。しかし、精神科に行くとは夢にも思わなかった。

私がウイルス研究を選んだのは、その時、日本がポリオの大流行に襲われたからである。当時はそういう医学生が少なくなかったと思う。

しかし、同時に入ってきたのは分子生物学であり、私はそのテクノロジーを導入することが多くなった。私が分子生物学研究に向いていないと思い定めたのは、直接は上司との衝突があってのことであるが、精神科を選ぼうとしたのは、当時信州でおそらく日本最初の全開放病院を運営しつつあった近藤廉治氏のすすめがあり、氏が東大分院の笠松章教授の門下に入ることを勧め、笠松教授が私に何もきかずに私の顔をじーっとみつめてしばらくあって「ではいっしょに勉強しましょう」といわれたからである。

東大分院自体が今はなくなっているが、それは天文台並みの「講座外研究施設」であって、そこは多くの七年制高校出身者がいて私たちには話しやすい世界があった。

私は出身校の若い教師たちからヴァレリー、リルケ、T・S・エリオットを語られ、読まされた。その蓄積が役立った。今はフランス、ドイツ（オーストリア）、アメリカという、本国でもそれほど読まれないかもしれない詩人たちであるが、旧制高校共通の文化があって、東京においての私たちの話を支えてくれたのであろう。いわば本の世界が共有されていたというべきか。

解説　ヴァレリーを読む中井久夫

松田浩則

危機の人

阪神淡路大震災のほぼ三カ月後にあたる一九九五年四月十四日（金）―十五日（土）の中井久夫の「日程表」には、東京の野口英世記念会館で開かれた「日本病跡学会」でのシンポジウムで「ポール・ヴァレリーの場合」を語ったとの記述があるが、それに続けて、中井は、「震災後さっぱり本が読めず、ヴァレリーばかり読んでいる。多くの精神医学書が「屁」のような気がする。こういうときに読めるのがほんものなのか、当方の異常心理か、その両方か。考えればヴァレリーの仕事は戦争の圧力下でなされている、二次の世界大戦、遡っては日清戦争の衝撃」（『昨日のごとく』みすず書房、一九九六年、二四六ページ）、と記している。

ヴァレリーは、自らの人生を振り返って、自分は生涯ずっと、危機、危機、危機と叫んできたと日記帖『カイエ』のどこかで書いていたはずだが、たしかに彼は、度重なる自我の危機、精神の危機、ヨーロッパ的知性の危機、人類の危機にたびたび遭遇し、動転する自分をやっとのことで冷静に保ちながら、危機の本質を周到かつ緻密に分析し、自らの、そしてわたしたちの進むべき道を見出そうとしていた。

そうした意味では、十九世紀後半のドイツが先進国のイギリスやフランスに追いつこうとして、どのように自国民を教育し、産業を振興させ、軍備の強化につとめているかを明らかにしつつ、国際情勢にうといフランス国民の覚醒を訴えたヴァレリー二十五歳のときのエッセー『方法的制覇』（一八九七年）や、第一次世界大戦直後のヨーロッパの荒廃とその精神の優越性の終焉を悩めるハムレットの姿を通して象徴的に語った『知性の危機』（一九一九年）などは、危機のさなかにある人たちにとって格好の指針になるのかもしれない。

しかし、はたして、震災直後の混乱期に中井が読んでいたのは、これらのエッセーなのだろうか。ひょっとしたら、震災の起こる数時間前に仕上げたと中井が言う『若きパルク』（一九一七年）と『魅惑』（一九二二年）の翻訳の初校ではなかっただろうかとの思いがわたしの頭をかすめる。

『若きパルク』には、圧倒的なドイツ軍の攻勢を前に死滅せんとしていたヨーロッパ文化、とりわけフランス語にたいするレクイエムといった側面もあったとヴァレリーは後年語ったはずである。廃墟を前にたたずむ中井に、次のような『若きパルク』冒頭の三行がふと訪れたということは考えられないだろうか。「過ぎ行く一筋の風ならで誰が泣くのか、／

いやはての金剛石《ほしぼし》と共に独りある、この一刻《ひととき》に？……／だが誰が泣くのか、その泣く時にかくもわが身に近く？」（『若きパルク／魅惑』改訂普及版、みすず書房、二〇〇三年、三ページ）

もちろん正確なところはわからない。ただ、確認の意味もふくめて強調しておかなければならないことは、中井が阪神淡路地区を襲った未曾有の大災害を前に、ひとりの精神科医として、そしてひとりの人間として、絶望し、苦悩し、状況に押しひしがれそうな自分を感じつつ、いわば救命ブイのようにヴァレリーにしがみついたとすれば、そのヴァレリーは地中海的な知性などという言い方で誤って連想されがちな、あくまでも明晰な知性の持ち主としてのヴァレリーなどではなく、状況に翻弄されつつ、冷静に行動しようと格闘したヴァレリーのはずだったということである。

中井にとってヴァレリーは尊敬や崇拝の対象などではなく、荒れ狂う自然や、そしておそらくは中井自らの中で咆哮する狂乱の叫びに対処するための参照軸なのだ。こうして中井はヴァレリー的な知性のあり方を一歩先に進める。中井は、しばしば、「わたしたちの世代の人間にとってヴァレリーは神様なんです」と言う。そしてそのあとで必ず、「そんな神様をわたしが貶めたとわたしの精神科医仲間は言うんです」、と続ける。眼鏡の奥で少年のように笑う中井の目は、ヴァレリー的知性とのこのうえない親和性を語っている。

阪神淡路大震災後の中井は神戸大学医学部教授としての仕事のほかに、兵庫県「こころのケアセンター」初代所長としての激務をこなした。そして、二〇一一年三月十一日、今度は東日本で大震災があった。二つの大震災が引き起こした混乱と悲劇の中で、中井がこなした超人的な仕事の量も質もわたしなど思いも及ばないことであるが、それが、ヴァレリーのいう「他人に殺される」という状況に中井を追い込んだであろうことは想像にかたくない。悩める人たちや病める人たちの身近で、ときには、その現場にまで実際に足を運び、彼らとともに苦しみながら奮闘する知性、その一方で、公的機関やマスメディアからの絶えざる要請に丹念にこたえ続ける知性、それはヴァレリーに学びながらも、すでにして、ヴァレリーを超えた知性の体現なのだ。

ヴァレリー翻訳家

中井とヴァレリーとの出会いについては、中井自らの解説があるので、それを引いておこう。

私がヴァレリーの『魅惑』と最初に遭遇したのは、一九四九年、赴任してきた狷介な国文教師・北山正迪氏（甲南高校教授、のちに和歌山大学、立命館大学教授）の講義においてである。氏は新古今を講じたが、いきなり原文の『魅惑』のいくつかを対比させつつ、高校一年生の理解度お構ひなしの絢爛たる講義をされた。藤原定家の「春の夜の夢の浮橋とだえして峰にわかるる横雲の空」や同じく定家の「見渡せば花も紅葉もなかりけり浦のとまやの秋の夕暮」がヴァレリーの「曙」や「帯」と対比されて、黒板狭しと書き連ねられた。私は、九鬼周造の全蔵書を高校の図書館に収める「九鬼文庫」に立ち入る許可をもらった。ヴァレリーの署名と献辞のある『若きパルク』初版本を初め、多くの版のヴァレリー、リルケ、T・S・エリオットがあった。私がたまたま最初に手に触れたのは、リルケによる『魅惑』中一六詩の独訳 Paul Valery《(ママ)》: Gedichte であった。このインゼル社版の豪華本（一九二六年）に魅せられて、私は全文を筆写し日常携帯してゐた。私は『魅惑』に邦訳より先にドイツ語訳から触れたといふ事情がある。これは翻訳に微妙な影響を与へてゐるかもしれない。（前掲書、三七八―三七九ページ）

新制甲南高校でのすばらしい教師と蔵書との出会い。上に引用した文章とそっくりそのままの話をわたしは中井本人の口から十回以上は聞いたと思う。精神科医としてだけでなく、作家、翻訳家としても数々の賞を受けている中井が、詩を読む少年の誕生と翻訳家としての天職の発見を語るために、今さら何らかの神話を自らに必要としたとはとても思えないが、この出会いはたしかに中井の中で一種の神話として機能しているのではないか。いずれにせよ、この出会いは、詩にたいする中井の態度を決定づける重要なエピソードなのだ。中井はリルケ訳の『魅惑』の「全文を筆写し日常携帯してゐた」という。それは、かつて中学生だったヴァレリーが、雑誌でみかけたランボーやユゴーの詩の断片を黒い人造のレザー貼りノートに片端から書き留めて、密かに味わっていた姿や、モンペリエの大学生になったヴァレリーがパリに住むピエール・ルイスやジッドから贈られたマラルメの詩篇の写しを宝物のように扱っていた姿と重なるが、そこで問題になっているのは、単に好きなものを肌身離さずに持ち歩くということではない。リルケのドイツ語を書き写す行為自体、中井がリルケの思考方法ばかりかその息遣いにも同調し、リルケと一体化し、ときにリルケそのひとに変貌しながら、ドイツ語化された愛の対象であるヴァレリーを所有しようとする試みなのだ。ドイツ語という迂回路を経てはいるが、「筆写」と「携帯」は愛の行為そのものなのだ。翻訳には相手と一体化し、所有しようとする契機が働く。

そして、そうした「所有」を決定的に深化させるのは、詩を暗記するという試みである。原作の言語の韻律や言葉遣いを自分のものとし、それと共鳴し共振する自分を獲得すること。訳はそこからしか生まれないのだろう。中井と話していると、中井がヴァレリーをはじめとするフランス語の詩ばかりでなく、カヴァフィスやリッツォスなどの現代ギリシャ語の詩、さらには英語、ドイツ語、北欧諸言語による作品までも自家薬籠中のものとしているのではないかと感じられることがある。こうした多言語の操作の中で、訳者としての中井の言語も身体も変化をこうむるはずだ。こうしたのっぴきならない言語をめぐる攻防——それを中井は実に楽しげにこなしてしまうのだが——を中井は日々生きているのかもしれない。中井は、ウンベルト・サバの詩の翻訳に思い悩んでいた須賀敦子に、「まず暗記されたら日本語が浮かび上がります」(『昨日のごとく』二七ページ)とアドバイスしたという。中井の詩にたいする基本姿勢が如実に出ているエピソードである。

そのような中井と詩との関わり方は必然的に全的なものになる。つまり中井は、原詩の狭義の意味を優先するようなことは絶対にしない。中井はその手の翻訳を「学者先生の訳」と公言してはばからない。中井は、『若きパルク/魅惑』に「翻訳についてのノート」を付しているが、そこには、詩を訳すにあたって中井が留意したことがらが、「音声面について」「意味」「表記」の項目順で記されている。それら貴重な指摘のすべてをここで紹介することはできないので、「音声面について」の指摘のいくつかにかぎって取り上げてみたい。

『若きパルク』と『魅惑』を訳すにあたって、「私が心掛けたことの第一は音読に適することである。私は、多少早口で、あまり抑揚をつけずに、即物的に読まれることを希望する」と中井は言う(これは、ヴァレリーがフランス語の原詩を朗読するときに求めたことと正確に一致する)。

さらに音読に適するとはどういうことかに話を進めた中井は、「音読に適するとは、その生理面においては、聴覚的な快さだけでなく、唇、口蓋などの口腔感覚、舌筋、咽頭筋の発声運動感覚がなだらかであること、また、音によって喚起される、色覚を初めとする共感覚が調和的であることである」と解説したあとで、中井は中井個人の共感覚を披露する。すなわち、Aは「明るい赤」、Eは「微かに青の混じる黄緑」、Iは「さまざまの輝度を持つ白」、Oは「白さがあまり完全に混じってゐないで混在する薄黒色」、Uは「かすかに紫の混じる青はなだ色」と。

さらに、「子音にもアルファベットにもそれぞれ色があり、さらに組み合はさって語になると微妙に相互作用によって「語の色」が生じる。さらに文の手ざはり（触覚的共感覚）、語の風合ひあるひは品格とでもいふべきものをも視野に入れるやうにした」と言う。そしてリズムに関しては、「二拍子は突変、飛躍、驚き、新奇なものの提示の際に、三拍子は軽やかさ、変化、転調、進展、揺らぎの際に、四拍子は維持、継続、定常、安定、落ちつきにふさはしい時に使用するやう心掛けた」としつつ、「『若きパルク』の冒頭一行は、二、三、三、四拍子、第二行は三、三、三、三拍子、第三行は三、三、二、四拍子の、第四行は三（うち空白分一）、二、四、三それぞれ計一二拍子から成ってゐる」（前掲書、三四九—三五〇ページ）と分析する。

こうした知識の総動員なしには一行の詩たりとも訳せないというのが、中井の主張である。いや、知識と言うよりは、原詩と共振するための最低の条件というべきかもしれない。つまり、作家にヴァレリーの言うような「歌う状態」があるように、翻訳者にも「歌う状態」にはいるための装備一式が必要なのである。

中井とわたしが『コロナ／コロニラ』（みすず書房、二〇一〇年）を共訳したときにも、当然ながら上記のような配慮がなされた。中井は当初、『若きパルク』や『魅惑』よりもフランス語的には格段にやさしいはずの詩篇を前に戸惑いを見せた。『コロナ』と『コロニラ』はともに、晩年のヴァレリーが三十歳以上も年下の愛人ジャン・ヴォワリエ（一九〇三―一九六年）宛ての手紙に添えて送った詩篇から大方構成されているのだが、中井は七十歳になるヴァレリーが三十歳以上も年下の女性に贈る詩のフランス語は、当然のことながらフランスサンボリスムの表現がきらびやかにちりばめられた『若きパルク』や『魅惑』のフランス語とは決定的に違うとして、詩篇に見合った日本語が見つかるまで待ってほしいと言ってきた。中井の日本語が歌い始めるまでわたしは待った。それは中井が七十歳のヴァレリーになるための準備期間であった。数カ月後、「見つけたと思います」との連絡があった。わたしは中井に導かれながら七十歳のヴァレリーの中に忍び込んだ。『コロナ／コロニラ』は、ヴァレリーが鍾愛していたロンサールの恋愛詩の系譜につながるような、人生の黄昏時の愛の可能性を問いかける「優しい歌」に仕上がった。

多忙をきわめる中井に、わたしはさらに無理難題を押し付けた。それは、ヴァレリーがセットの中学生だったときに書きつけていた詩やモンペリエの学生だった時の詩を翻訳すること、さらに、鈴木信太郎の訳以来、数十年間新訳が出ていない『旧詩帖』を改訳することである。七十歳のヴァレリーのフランス語に共振し、それに調和した日本語を編み出した中井が、十三歳のヴァレリーに、そして二十歳のヴァレリーにたいして、どのように戦略の見直しをはかりながら、自分を「歌う状態」にまで高めていくだろうか。

細部とエロス

ときにスーパーコンピューターのような驚くべきスピードと正確さで仕事をこなす中井であるが、中井の仕事の基本はアナログ的であるように思われる。中井はワープロを使うが、パソコンを使うかどうかはわからない。これまで中井とメールや添付ファイルの交換をしたことは一度もない。中井とわたしとの連絡は電話か手紙が主で、中井からわたしに届く手紙のほとんどは、細字の万年筆かボールペンで書かれたものである。ペン先がきわめて早い速度で動いたことが推測される、やや神経質そうな筆跡だ。

中井はファックスの愛用者でもある。パソコンは定期的に買い換えても、今どきファックスを買い換える人は稀だと思うが、しばらく前から中井からの手紙を受信する専用機と化している我が家の旧式のファックスが鳴りだすと、ときに数メートルに及ぶ手紙を巻き取るために走りださねばならない。放置しておくと、白蛇のようにロール紙がくねって、収拾がつかなくなってしまうのだ。途中でロール紙がなくなって、あわててホームセンターに走ったこともある……。

そんな手紙のところどころに中井のデッサンが挿入されていることがある。自筆のヨットのデッサンを挿入したはがきや、白い子猫が思慮深げに花咲く小道を散歩している写真を配した便箋を自分で作ってしまった中井、そしてそれどころか、患者さんたちが描くデッサンや絵の解析をとおした治療法を確立したと言われている中井にむかって、絵心があるなどと言ったら、失礼千万な話であろうが、そのデッサンは実に的確で味わいがある。『カイエ』のところどころにデッサンを描いたヴァレリーも、こんなふうに文字とデッサンとの間を自在に往復していたのだろうかと想像してしまう。

『コロナ』の冒頭の詩「ナルシサへのソネット」の二つの四行詩は次のようになっている。

あ、きみの両手だ。ひんやりとさわやか、花びらのよう、
ぼくの額には断然これ、他のどんな冠《コロナ》もう考えられない。
私の精神も明晰だったはずが、さすが「愛」に包まれると、
涙のみなもとの優しい影に惑乱するよ。

きみの胸乳《むなぢ》の奥からの熱を呼吸すると、
こころはただもう、大きなしあわせの溢れに身をゆだねるばかり、
きみの眼差しが指し示す、やわらかな行き先のご褒美に比べれば、
名誉なんぞは場ちがいのふしあわせでしかない。

（『コロナ／コロニラ』四八ページ）

中井から送られてきたファックスには、この部分を解説すると思われる二センチ四方ほどの小さなデッサンが描かれていた。右側に椅子に腰掛けていると思われるナルシス。左側に、ナルシスに対面した女ナルシスことナルシサの立像。そのナルシサがナルシスの頭の上に両腕（「冠」）をまわしている。そして「こういうこと」との中井の指示のある箇所に目をやると、ナルシスの口元にナルシサの「胸乳」がくるようになっている。みごとな図解である。

中井が精神科医として、どのようにデッサンや絵を活用したのか詳しいことはわたしにはわからない。ただ、この細部への、そして具体への執拗なまでの探究心こそは、精神医学ばかりではなく文学の分野においてもまた中井の研究の根底にあるものではないだろうか。細部や具体をおろそかにした研究は、どの分野においても全体を見晴かす研究にはいたらないとでもいうように。

『若きパルク』を翻訳していたときの中井は、『若きパルク』執筆中のヴァレリーの机の上に何があったか、書斎がどんなだったか、壁にどんな絵が架けられてあったか等々を可能なかぎり頭の中で再現したと話したことがあった。これは、翻訳者中井にとって、作家を深く理解し、作家になりきるために不可欠な手続きにちがいない。

そんな中井は、「「海辺の墓地」裏焼き事件」とでも称すべき問題をヴァレリー研究者たちに投げかけたことがあった。中井は、よく知られているヴァレリーの手による生地セットの「海辺の墓地」のデッサン、ならびにそれをもとにしたエッチングが左右逆に印刷されているのではないかと主張したのである。中井によれば、これらのデッサンやエッチングが正しいとすれば、ヴァレリーは左利きでないとおかしいし、そこで描かれている防波堤は、防波堤としての機能を果たさないはずだとも主張した。

わたしは、たまたま一橋大学での国際シンポジウムに参加していた研究者たちに中井の質問をぶつけてみたが、みな一様に戸惑いの表情を見せた。エッチングにはフランス国立図書館の印も押されているのだから、そうした事実は考えられないのではないかという意見や、それが「海辺の墓地」の読みにどう関わってくるのかといった意見がほとんどだった。ヴァレリー研究者たちもまた、そうした細部や具体とは別なところで仕事をしているのだ。

しかし、中井は『若きパルク／魅惑』の初版に「海辺の墓地」周辺のフランス国土地理院発行の二万五千分の一の地図と「海辺の墓地」の写真を転載しただけではなく、挿入した栞に書いた一文「「海辺の墓地」のデッサンについて」の中で、中井が裏焼きだと主張する図像の反転図まで掲載してみせたのである。これらの図版を総合して検討してみれば、中井の主張に一貫性のあることは否定しようがないのである。しかも、興味深いのは、中井が一度もセットに行っていない――おそらく、ヴァレリーが一度もギリシャに行かなかったのと同じ理由で――ということである。驚くべき観察力と洞察力というほかはない。細部と具体をおろそかにしない中井の質問がもうひとつ別の方向に向けられることもあった。「親戚筋にあたるロンドンのピネッタ嬢の体型はロヴィラ夫人の体型と似てはいないか?」「ヴァレリーの愛人たちはそれぞれにさまざまな作品をヴァレリーに生み出させているが、ヴァレリー夫人こそが最大のミューズではないか?」「カトリーヌ・ポッジはヴァレリー夫人同様、長身で痩せ型だが、ロヴィラ夫人やジャン・ヴォワリエの体型とは明らかに違う。この違いは何に由来するか?」「ヴァレリーがロヴィラ夫人を最晩年まで思い続けていたとすれば、そこにヴァレリーの尋常ならざる自慰能力を想定しなければならないのではないか?」

一介の仏文学者はため息をつくばかりである。セットに何度も足を運び、墓地や周辺地帯を歩き回っても、ただただ目の前に迫った光り輝く地中海に圧倒されてばかりいた胡乱《うろん》なわたしに推察できたことといえば、細部の探求はときにエロチシズムに超接近するらしいということぐらい。いずれにせよ、頭でっかちになりがちな仏文学者も心して細部と具体へと目を向ける必要があるようだ。

＊本書は岩崎学術出版社から刊行された『中井久夫著作集』および『精神科医がものを書くとき』（全二冊、広英社）をもとに、書評・解説などをまとめて編み直したものである。他に、月刊「みすず」（みすず書房）に寄せた読書アンケートや、「こころの科学」（日本評論社）に発表したヴァレリー論などを収める。
＊本書中に、今日から見ると差別的あるいは差別的ととられかねない表現があります。しかしその意図は、差別を容認したり、助長するものでは決してありません。したがって表現の削除・訂正に関しては、本書の論理展開上、また歴史的背景を考慮し、最小限の範囲に留めました。

読む聖書事典　山形孝夫

聖書を知るにはまずこの一冊！ 重要な人名、地名、エピソードをとりあげ、キーワードで物語の流れや深層がわかるように解説した、入門書の決定版。

近現代仏教の歴史　吉田久一

幕藩体制下からオウム真理教まで。社会史・政治史を絡めながら思想史的側面を重視し、主要な問題を網羅した画期的な仏教総合史。（末木文美士）

沙門空海　渡辺照宏　宮坂宥勝

日本仏教史・文化史に偉大な足跡を残す巨人・弘法大師空海にまつわる神話・伝説を洗いおとし、真の生涯に迫る空海伝の定本。（竹内信夫）

自己愛人間　小此木啓吾

思い込みや幻想を生きる力とし、自己像に執着しつづける現代人の心のありようを明快に論じた精神分析学者の代表的論考。（柳田邦男）

戦争における「人殺し」の心理学　デーヴ・グロスマン　安原和見訳

本来、人間には、人を殺すことに強烈な抵抗がある。それを兵士として殺戮の場＝戦争に送りだすにはどうするか。元米軍将校による戦慄の研究書。

ひきこもり文化論　斎藤環

「ひきこもり」にはどんな社会文化的背景があるのか。インターネットとの関係など、多角的にその特質を考察した文化論の集大成。（玄田有史）

精神科医がものを書くとき　中井久夫

高名な精神科医であると同時に優れたエッセイストとしても知られる著者が、研究とその周辺について記した一七篇をまとめる。（斎藤環）

世に棲む患者　中井久夫

アルコール依存症、妄想症、境界例など「身近な」病を腑分けし、社会の中の病者と治療者との微妙な関わりを豊かな比喩を交えて描き出す。（岩井圭司）

「つながり」の精神病理　中井久夫

社会変動がもたらす病いと家族の移り変わりを中心に、老人問題を臨床の視点から読み解き、精神科医としての弁明を試みた珠玉の一九篇。（春日武彦）

ハマータウンの野郎ども　ポール・ウィリス　熊沢誠／山田潤訳

イギリス中等学校〝就職組〟の闊達でしたたかな反抗ぶりに根底的な批判を読みとり、教育の社会秩序再生産機能を徹底分析する。（乾彰夫）

着眼と考え方
現代文解釈の基礎〔新訂版〕　遠藤嘉基　渡辺実

書かれた言葉の何に注目し、拾い上げ、結びつけ、考えていけばよいのか――59の文章を実際に読み解きながら解説した、至高の現代文教本。（読書猿）

新編　教室をいきいきと①　大村はま

教室でのことばづかいから作文学習・テストまで。創造的で新鮮な授業の地平を切り開いた著者が、とっておきの工夫と指導を語る実践的な教育書。

新編　教えるということ　大村はま

ユニークで実践的な指導で定評のある著者が、教師の仕事のあれこれや魅力のある教室作りについて、きびしくかつ暖かく説く、若い教師必読の一冊。

日本の教師に伝えたいこと　大村はま

子どもたちを動かす迫力と、人を育てる本当の工夫に満ちた授業とは。実り多い学習のために、すべての教育者に贈る実践の書。（苅谷剛彦）

大村はま　優劣のかなたに　苅谷夏子

現場の国語教師として生涯を全うした、はま先生。遺されたことばの中から60を選りすぐり、先生の人となり、思想、仕事に迫る、珠玉のことば集。

増補　教育の世紀　苅谷剛彦

教育機会の平等という理念の追求は、いかにして学校を競争と選抜の場に変えたのか。現代の大衆教育社会のルーツを20世紀初頭のアメリカの経験に探る。

古文の読解　小西甚一

碩学の愛情が溢れる、伝説の参考書。魅力的な読み物でもあり、古典を味わうための最適なガイドになる一冊。（武藤康史）

古文研究法　小西甚一

受験生のバイブル、最強のベストセラー参考書がついに！　碩学が該博な知識を背景に全力で書き下ろした、教養と愛情あふれる名著。（土屋博映）

国文法ちかみち　小西甚一

伝説の名教師による幻の古文参考書、第三弾！　文法を基礎から身につけつつ、古文の奥深さも味わえる、受験生の永遠のバイブル。（島内景二）

よくわかるメタファー　瀬戸賢一

日常会話から文学作品まで、私たちの言語表現を豊かに彩る比喩。それが生まれるプロセスや上手な使い方を身近な実例とともに平明に説く。

教師のためのからだとことば考　竹内敏晴

ことばが沈黙するとき、からだが語り始める。キレる子どもたちと教員の心身状況を見つめ、からだと心の内的調和を探る。（芹沢俊介）

新釈　現代文　高田瑞穂

現代文を読むのに必要な「たった一つのこと」とは……。戦後20年以上も定番であり続けた伝説の大学受験国語参考書が、ついに復刊。（石原千秋）

現代文読解の根底　高田瑞穂

伝説の参考書『新釈　現代文』の著者による、もうひとつの幻のテキストブック。現代文を本当に正しく理解するために必要なエッセンスを根本から学ぶ。

読んでいない本について堂々と語る方法　ピエール・バイヤール　大浦康介訳

本は読んでいなくてもコメントできる！　フランス論壇の鬼才が心構えからテクニックまで、徹底伝授した世界的ベストセラー。現代必携の一冊！

高校生のための文章読本　梅田卓夫／清水良典／服部左右一／松川由博編

夏目漱石からボルヘスまで一度は読んでおきたい文章70篇を収録。読解を通して表現力を磨くテキストとして好評を博した名アンソロジー。（村田喜代子）

高校生のための批評入門　梅田卓夫／清水良典／服部左右一／松川由博編

筑摩書房国語教科書の副読本として編まれた名教材の批評編。気になっていた作家・思想家等の文章を、短文読切り解説付でまとめて読める。（熊沢敏之）

謎解き『ハムレット』　河合祥一郎

優柔不断で脆弱な哲学青年――近年定着したこのハムレット像を気鋭の英文学者が根底から覆し、闇に包まれた謎の数々に新たな光のもと迫った名著。

日本とアジア　竹内好

西欧化だけが日本の近代化の道だったのか。魯迅を敬愛する思想家が、日本の近代化、中国観・アジア観を鋭く問い直した評論集。（加藤祐三）

ホームズと推理小説の時代　中尾真理

ホームズとともに誕生した推理小説。その歴史を黎明期から黄金期まで跡付け、隆盛の背景とその展開を豊富な基礎知識を交えながら展望する。

文学と悪　ジョルジュ・バタイユ　山本功訳

文学にとって至高のものとは、悪の極限を掘りあてることではないのか。サド、プルースト、カフカなど八人の作家を巡る論考。（吉本隆明）

来るべき書物　モーリス・ブランショ　粟津則雄訳

プルースト、アルトー、マラルメ、クローデル、ボルヘス、ブロッホらを対象に、20世紀フランスを代表する批評家が、その作品の精神に迫る。

宋詩選　小川環樹編訳

唐詩より数多いと言われる宋詩から、偉大なる詩人達の名作を厳選訳出して解釈する。親しみやすい漢詩論としても読める、選者解説も収録。（佐藤保）

アレクサンドロス大王物語　伝カリステネス　橋本隆夫訳

アレクサンドロスの生涯は、史実を超えた伝説として西欧からイスラムに至るまでの世界に大きな影響を与えた。伝承の中核をなす書物。（澤田典子）

西洋古典学入門　久保正彰

古代ギリシア・ローマの作品を原本に近い形で復原すること。それが西洋古典学の使命である。ホメーロスなど、諸作品を紹介しつつ学問の営みを解説。

貞観政要　呉兢　守屋洋訳

大唐帝国の礎を築いた太宗が名臣たちと交わした政治問答集。編纂されて以来、帝王学の古典として屹立する。本書では、七十篇を精選・訳出。

初学者のための中国古典文献入門　坂出祥伸

文学、哲学、歴史等「中国学」を学ぶ時、必須となる古典の基礎知識。文献の体裁、版本の知識、図書分類他を丁寧に解説する。反切とは？　偽書とは？

フィレンツェ史(上)
ニッコロ・マキァヴェッリ
在里寛司／米山喜晟訳

権力闘争、周辺国との駆け引き、戦争、政権転覆……。マキァヴェッリの筆によりさらにドラマチックに彩られるフィレンツェ史。文句なしの面白さ!

フィレンツェ史(下)
ニッコロ・マキァヴェッリ
在里寛司／米山喜晟訳

古代ローマ時代からのフィレンツェ史を俯瞰することで見出された、歴史におけるある法則……。マキァヴェッリの真骨頂が味わえる一冊!（米山喜晟）

ギルガメシュ叙事詩
矢島文夫訳

ニネベ出土の粘土書板に初期楔形文字で記された英雄ギルガメシュの波乱万丈の物語。「イシュタルの冥界下り」を併録。最古の文学の初の邦訳。

メソポタミアの神話
矢島文夫

「バビロニアの創世記」から「ギルガメシュ叙事詩」まで、古代メソポタミアの代表的神話をやさしく紹介。第一人者による最良の入門書。（沖田瑞穂）

北欧の神話
山室静

キリスト教流入以前のヨーロッパ世界を鮮やかに語り伝える北欧神話。神々と巨人たちとが織りなす壮大な物語をやさしく説き明かす最良のガイド。

漢文の話
吉川幸次郎

日本人の教養に深く根ざす漢文を歴史的に説き起こし、その由来、美しさ、読む心得や特徴を平明に解説する。贅沢で最良の入門書。（興膳宏）

「論語」の話
吉川幸次郎

人間の可能性を信じ、前進するのを使命であると考えた孔子。その思想と人生を「論語」から読み解く中国文学の碩学による最高の入門書。

老子
福永光司訳

己の眼で見ているこの世界は虚像に過ぎない。自我を超えた「無為自然の道」を説く、東洋思想が生んだ画期的な一書を名訳で読む。（興膳宏）

荘子　内篇
福永光司
興膳宏訳

人間の醜さ、愚かさ、苦しさから鮮やかに決別する、古代中国が生んだ解脱の哲学三篇。中でも「内篇」は荘子の思想を最もよく伝える篇とされる。

ちくま学芸文庫

私《わたし》の「本《ほん》の世界《せかい》」　中井《なかい》久夫《ひさお》コレクション

二〇一三年三月十日　第一刷発行
二〇二二年九月十日　第二刷発行

著　者　中井久夫（なかい・ひさお）
発行者　喜入冬子
発行所　株式会社　筑摩書房
　　　　東京都台東区蔵前二―五―三　〒一一一―八七五五
　　　　電話番号　〇三―五六八七―二六〇一（代表）
装幀者　安野光雅
印刷所　星野精版印刷株式会社
製本所　株式会社積信堂

ISBN978-4-480-09520-6 C0195